京禾中醫診所
癌症特約主治醫師｜陳博聖 中醫師——著

零傷害，
中醫治療癌症

◎ 用現代免疫學
◎ 解讀中醫治癌的智慧

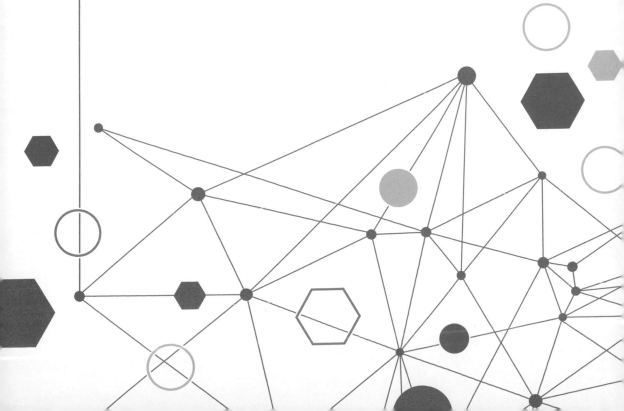

推薦序

中醫與癌症免疫治療——重拾中醫智慧與信心的契機！

李岳倫博士／任職於國家衛生研究院癌症研究所，粒線體暨腫瘤微環境實驗室主持人，
專攻以血管正常化來增強癌症免疫治療

從過去到現在以美國為首的西方醫學投入巨大資源，誓言要消滅癌症。過去四、五十年來，手術、化學療法、放射療法和標靶藥物一直是癌症最主要四種治療策略。雖這些療法的確讓病人的存活率在短期內獲得增加，然而，以殺死癌細胞為目標的療法，一旦發展出抗藥性後，癌細胞將變得更加強壯、更難抑制，最後導致轉移和死亡。雖美國尼克森總統早在一九七一年頒布《國家癌症法》對癌症宣戰，然而至今癌症並沒被消滅，威脅仍然存在；令人不禁想問，真的用對策略嗎？

還好現在已露出一道曙光，在過去近十年來，由於「腫瘤微環境」的理論建立與「免疫

療法」的重現，癌症醫學界正在進行一場顛覆觀念的治療革命，歐巴馬總統在二〇一六年提出的「癌症登月計畫二〇二〇」就是重點支持大數據精準醫療與癌症免疫療法！臺灣衛福部在二〇一八年九月在開放特定癌症病人免疫細胞療法後，宣示進入癌症免疫治療的新時代。

因此近年筆者也在此趨勢下，開始投入研究有利於增強癌症免疫療法的腫瘤微環境課題。基於過去消滅癌症失利經驗，科學界開始意識到傳統癌症單一思維的侷限性，開始建立腫瘤微環境（tumor microenvironment）的系統整體觀。也就是說，不能只著眼於癌細胞本身，也要放眼整個腫瘤微環境，包含基質、血管、還有免疫細胞，以及與各種信號分子一起組成了腫瘤微環境。所以，免疫療法的成效也受微環境狀態左右，尤其是在實體腫瘤。

作者陳博聖醫師因常看筆者的臉書而結識，幾次聊天討論後，發現他是仁心仁術且認真的中醫師。陳博聖醫師專攻腫瘤，他對於中醫治療癌症與其科學化詮釋，有著莫大的熱情與使命感；幾番討論後得知，原來中醫在治療癌症早已提出「全人醫療」、「種子與土壤」、「與癌共存」、與「增強免疫力」等觀念。癌症與微環境的關係猶如種子與土壤，唯有土壤條件適宜，種子才能發芽生根；有了好的微環境狀態（正常免疫狀態），自然癌症就不易在此土壤中生長，這與西方醫學根據個人免疫微環境及生物標記（體質）實施免疫療法的觀點是相通的，只是無完整系統性論述與科學研究。於是，在陳醫師與臺北市中醫師公會的規劃與邀請下，筆者一起在「中醫結合現代免疫學治療癌症講座」分享最新腫瘤微環境研究心得與中醫理論的關係。於是筆者發揮研究的精神，認真地爬梳中醫基本理論的陰陽五行學說、臟象、氣血津液學說，和中醫藥之四藥性、五味、歸經、升降浮沉等藥理，有了整體但粗淺的概念，並理解其哲學。這才發現中醫本來就是持人體整體觀，與腫瘤微環境的系統整體觀不謀而合。

那為何中醫治療癌症一直無法成為主流？追根究底還是跟不夠科學化有關。

於是筆者跟陳醫師與劉紹祥博士嘗試整理出中醫與「腫瘤微環境」和「免疫療法」的關係，還有治療癌症的策略，希望用整體觀來理解中醫藥在癌症治療的藥理與現代語言，也是出現在書中的主要治療策略。不僅如此，本書部分內容，也整理撰寫成英文論文，發表在《前沿藥理學》（*Frontiers in Pharmacology*）國際期刊，因此這些策略與方法都是經國際學者同儕審查過的。其中很多策略都是改善微環境，增強免疫作用，所以說「免疫療法是中西醫癌症治療的最佳共通語言」！

筆者既不是西醫，也不是中醫，希望以第三者客觀身分，在科學藥理基礎下，嘗試將基本思維不同的兩邊，慢慢互取優點整合，也協助去除中醫藥神祕、不科學的面紗與懷疑。只不過因基本思維不同，若利用西方「化約論」或藥物單一化學成分思維來研究理解中醫藥，恐怕永遠無法達到中醫藥的成效，因中藥本身的邏輯就是複方、就是藥物組合治療。在免疫療法革命的趨勢下，西方醫學界也正如火如荼地研究腫瘤微環境機制，利用免疫系統來治療、控制癌症，與中醫理論是大「道」同歸，都是符合人體自然生存原則！

不過要真正結合中西醫，還是得有一個完整體系的論述。欣見陳醫師將這些理論呈現在本書並親身實踐投入臨床實證，提出零傷害，以中醫治療癌症來解決放、化療對病人的副作用，並以中醫智慧來讓免疫系統對抗癌症。他也秉持使命感期許中醫師有「大醫精誠」之志，令人敬佩；筆者也深覺現代二十一世紀中醫師躬逢其盛，應該以積極開放態度參與基礎／臨床研究，提出論述與臨床實證，若能輔以數千年中醫藥的臨床人體試驗與現代大數據的優勢，以跨領域醫療團隊模式真正達成中西醫整合癌症治療，中醫將不只是協助降低放、化療副作用而已，而是能與西醫共同為促進病人生活品質盡最大的努力，趨近「與癌症共存」之慢性病的願景；且在這醫療舞臺上扮演舉足輕重的角色吧！

各方推薦（依首字筆畫排序）

【影視媒體建康推薦】

各大醫院紛紛增設中醫門診，中西合併治療是未來趨勢，病患之福。醫學不斷進步，更多臨床顯示中醫在重症上的無限可能，重拾健康醫療有望。

——楊月娥／健康有方主持人

【醫療科學界齊聲好評】

藉由本書，陳醫師帶領我們從中西醫的科學理論出發，達到讓癌症病人獲得更完善治療的目標。

——杜宜霖／怡仁綜合醫院胸腔內科主任

同時以中醫、西醫、基礎科學理論深入淺出地解釋腫瘤治療學，同時結合豐富的臨床實務，是這年代難得又珍貴的著作，十分值得一讀。初識陳博聖醫師，是在中醫結合現代免疫學治療癌症講座，對他嘗試用科學語言結合中醫理論，探索困難的腫瘤治療學，感到深深認同。如今他課堂上的精彩論述，終於付梓，中醫治療腫瘤的知識與治則終能以較為淺顯易懂的科學語言，與大眾分享，在這個全民防癌的年代，推薦給所有有志於瞭解中醫腫瘤治療的民眾與醫界同道。

——莊佳穎／慈濟醫院中醫部腫瘤科醫師

博聖是我的建中同學，雖然畢業後各奔東西，但大家都在醫學領域各自學習發展，在群組裡除了大叔們的閒聊，也會討論一些對癌症診斷治療相關的議題，偶而也有轉介肺癌病人讓我以外科醫師的角度提供諮詢；本書中博聖以中醫師的角度結合西醫目前很尖端的免疫學及腫瘤微環境觀念，以科學化的方式及實例來說明中醫癌症治療，期望能讓更多病人及醫師了解，對未來發展中西醫整合治療相當有幫助。

——黃敍愷／三軍總醫院胸腔外科主治醫師

本書對癌友為一大福音，透過實際案例，呈現中醫在腫瘤治療的多面向手法，兼容而全面，讓癌友治療過程更多了信心及希望。

——楊雅媜／臺中榮民總醫院傳統醫學科醫師

現代科學早已不可同日而語，恰好用來發揚傳統的中醫。本書扮演一個溝通解釋的角色，粉墨登場，值得叫好。

——劉紹祥博士／Celgen Biotech 生基生技技術長

目次

第二章

中醫其實很科學！

第三章

抗癌大小事，讓你先知道

第四章

中醫智慧應用在癌症治療

第五章

零傷害，中醫治癌五類型

前言

零傷害，中醫治療癌症的源起

千百年流傳至今的中醫是不斷累積實踐而成的醫學，白話來說，中醫就是經驗不斷累積和傳承的人體臨床醫學，因此有所謂「神農嘗百草」這樣的由來。早在千百年前還沒有顯微鏡檢驗病菌、病毒，也無法用科學儀器檢測人體疾病的時候，中醫治病的方法便是以觀察病患出現的症狀，和詢問病患本身的感受來收集主客觀症狀，再用邏輯推論找出病理機轉，之後才能開出藥方治療病症或利用調理處方來預防疾病，這就是中醫學稱之為「辨證論治」的治病方法。

大家讀完這本書之後，千萬要修正以往從電視劇看來的神祕中醫，中醫師並不是單純只靠把脈就能夠將身體的疾病論斷出來，舉例來說，中醫師接觸到癌症患者時，絕大多數都是已經由醫院診斷檢驗出罹患癌症的種類，但中醫師還是需要透過望診、聞診和問診，來辨別病患目前身體的狀況，最後用「切診」，也就是大家耳熟能詳的把脈，才能夠將身體的病況統整出一個證型，這就是「辨證」。有了精準的癌症病況辨別後，中醫師才能思考出正確有效地治癌或調理癌症患者的處方。

本書結合幾位中醫師的臨床經驗，以及最新的科學解析，來論述中醫治療癌症的原理。身為中醫師，行醫多年後，我們在什麼機緣下會特別選擇中醫治療癌症這條路？經過我們的交流和統合，發現最主要的原因都是因為在我們初期幾年的臨床工作中，遇到不少癌症患者前來尋求協助。我在臨床診治的過程中發現，癌症患者所面臨的問題已不再是醫療資源不足，而是癌症醫療資訊不對等的態勢。一旦被宣告罹癌，患者對即將面臨的醫療選擇所知有限，畢竟癌症醫學既艱深複雜又日新月異。尤其對於初罹癌的患者來說，西醫癌症治療不斷有新的用藥出現，有的自費、有的健保有納入、也有些是臨床試驗階段；因此許多癌友光是弄清楚西醫治療的選項就已經夠吃力的了，還談不上全面性醫療的想法，更別說是西醫合併中醫治療這個最新的協同治療方法。也就是說，癌症患者沒有機會獲得更多整合性治療的建議。

中西醫有共通語言，才能攜手合作

近四、五年來，許多西醫發現癌症患者有搭配中醫調理時，能夠保持較佳的身體狀態，有助於讓整個癌症治療，無論是放化療或標靶治療，都能夠更為順利；全民健康保險會也成立「癌症化療、放射線療法患者中醫門診延長照護試辦計畫」。自從參與這個照護計畫後，我從臨床實際案例發現許多中西醫合併治療的新契機，中醫可以幫助癌症患者減少治療過程中的副作用（白血球減少、癌因性疲憊），而且還能提高西藥治療的療效，甚至在晚期癌症患者身上都能看到很好的醫療成效，明顯提升晚期患者的生活品質。這促使我們這些參與照護計畫的中醫癌症專科醫師，希望把這麼有價值的中醫調理治則、結合西醫科技進步的檢驗工具，將中西醫整合治療的觀念大力推廣，造福更多的癌友及其親屬。先讓大眾了解中醫治療的原理和方法，接著讓中醫和西醫在一個互相能溝通與理解的醫學語言下，互信合作而能共同照護癌症患者。

過去因為西醫不了解中醫，尤其是中醫提到陰陽平衡、正邪交爭還是補足氣血等等，在疾病治療上，到底會對生理或病理上產生什麼作用沒有概念；因此在中醫的推廣上，找出共通的語言，是現代中醫重要的工作之一。

讓癌化體質轉為抑癌體質

從我接觸醫學至今二十多年，我認為癌症治療的發展應該要有不同的思考方式，不斷研發新的抗癌藥來殺癌細胞一直是西醫的策略，但是否也能換個角度思考，像是改變患病個體的身體狀態，讓身體的癌化體質轉為抑癌體質。這聽起來或許很像中醫的體質調理，但現在治療癌症的方法已經不再只是單單研究癌細胞而已，而是需要放大面向來看待癌細胞以外的現象，例如：腫瘤微環境（tumor microenvironment，簡稱ＴＭＥ）、患者生活方式和飲食習慣、心情調適、癌友的身體能量、代謝方式等等。綜合考量這些有科學邏輯的現象，再加上整體醫療的切入才有機會戰勝癌症。

經過多年的臨床實證，以及與各界專家討論，我發現從科學研究與醫學原理結合中醫學的見解，可以解決許多西醫腫瘤醫學領域裡所遇到的瓶頸。癌症的治療不能只是統計短暫幾年期的治療結果，還必須要重視或追溯統計五年以上癌症復發的問題（目前癌症治療存活五年便視為癌症已痊癒，稱為五年存活率），復發率高或復發年限縮短是我近年臨床中發現的問題，如何改變這樣的趨勢，才能夠讓癌友得到長年的安心抗癌成效。

所以這本書的內容，是我從傳統中醫邁入科學轉譯中醫治癌的心得。從傳統到科學並沒有改變治療癌症的大方向，而是希望能讓患者知道除了西醫治療之外，中醫原理也具備不同機轉且更有成效的癌症治療方式，這個信心是我從患者的回診反應、癌症生化檢驗和問診回饋收集到的成果，同時為了確認這樣的治癌理論是否得到其他醫師的認同，我也將這些成果發表在醫學研討會以及國際期刊當中。經過共同的研討，臺中慈濟醫院中醫腫瘤科莊佳穎醫師，和臺中榮總醫院楊雅媜醫師願意提供臨床治則和案例的分享，感謝這條路上有志同道合的醫者，讓這本探討「中醫治療癌症」的書籍能夠完成，而不會只是一家之言。

我認為民眾都應該擁有一個更全面、更實際以及更透明化的癌症醫療資訊，因此，透過這本書開誠布公分享我們詮釋中醫的治療方法及理念，讓民眾能夠理解進而有所選擇，同時善盡身為中醫從業人員的社會責任。

第一章

因緣際會步入癌症治療領域！

時常被詢問：「某某得了癌症，中醫能有幫助嗎？」「中醫怎麼調理罹癌患者？」早期聽到癌症相關的詢問，我都是保守回答居多，一來當時自己還沒有研究中醫治療癌症這個領域，二來當時也不認為中醫可以做得到多明顯的積極治療。但，相信每個人來到這個世界都是帶有使命的，說真的，冥冥之中有股力量推動著我逐步邁向治療癌症這條路……

大約十幾年前，一位年約三十歲正值青春年華的乳癌患者進到我的診所，讓我印象深刻的是這位患者的觀念，她認為癌症治療不能只靠西醫處理，還需要中醫調理。當時我還沒有研究癌症，也沒有把握能治好她，但這是我第一次接觸到癌症患者的開端。後續直到六、七年前，有一位熟稔的朋友得了乳癌，生完孩子後，乳癌嚴重擴散。生平第一次，我也感受到那種迫切尋求醫治的心情，當時我們也到處尋找醫師朋友及中醫師前輩的幫忙，甚至有些要價不菲的中藥也儘量嘗試，我知道中藥治病不會有毒性，也都親身嘗藥，雖然我的朋友在癌症晚期時開始服用中藥，而最終她還是離開了。

想起去病房探望她時，她說想回家了，不想再繼續治療、太痛苦了。那種幫不上忙的無力感，停留在我的心中很久很久。後來，接二連三地在診所被門診病人諮詢，說他們的親友罹癌，該如何接受中醫協助？那時候我才真正思考中醫到底能否處理癌症，以及傳統中醫研究顯示可以處理癌症，那科學佐證該怎麼去解釋呢？

結合傳統中藥與營養製劑，是抗癌新出路

因為這樣的起心動念，讓我接觸到了有關中醫理念的營養製劑。所謂營養製劑（nutraceutical）產業在歐美早已行之有年，但在臺灣尚屬新的領域。nutraceutical 這個英文字的前半段取自 nutrition，意指營養；後半段取自 pharmaceutical，意指藥物。因此，在中文翻譯為「營養製劑」，這是一種介於藥物與食品等級之間的製劑，必須經過人體臨床驗證，可標準化、定量化訂出劑量與劑型，成分天然安全並且作用機轉明確。

中藥的天然營養製劑種類很多，例如：冬蟲夏草菌絲體（cordyceps mycelium）、茯苓多醣（glucan）、虎杖來源的白藜蘆醇（resveratrol）、黃耆萃取（PHY906）、薑黃素（curcumin）……當我開始閱讀科學期刊上關於營養製劑資訊時，才赫然發現在華人世界之外，歐美國家許多的整合療法醫師，早已研究中醫漢方多年，甚至運用在臨床來治療癌症患者了。

例如取自酵母菌的 β-Glucan 葡聚醣，它的作用就像是中藥靈芝、茯苓、冬蟲夏草一樣，具有提升免疫力、抗發炎以及增加身體抗癌能力的作用機制。透過中醫的診斷後，給予癌症患者中藥和營養製劑的處方，臨床應用在各類癌症患者，症狀都有明顯改善，尤其是癌

症患者的癌因性疲憊、免疫功能低下，還有因為化療藥引發骨髓抑制造成的白血球低下等等症狀的改善，讓我更加肯定中藥營養製劑這種天然、少副作用又有科學實證的配方效果，這促使我思考以傳統中藥結合天然製劑運用在癌症患者身上，可以幫助癌症病人找到一條癌症治療的醫療新出路。

癌症患者求診，引領我邁向癌症治療領域

一開始我所接觸到的癌症患者都是晚期癌症患者居多，不是因為我標榜專治這些重症患者，而是這些癌末患者普遍都有相同心態：末期了，西醫治療已經沒有辦法，只好轉往中醫抱持「試試看」的消極想法。這也是我從事癌症門診以來覺得最無奈和惋惜的，很多民眾不了解，除了西醫治療還有更多的醫療選擇，而中醫治療癌症可能遠比你想像的來得即時、有效果，且無副作用。無論你是哪一類型的癌症患者，只要尋找正規中醫師並把握提早中醫介入治療，都可以達到預防惡化或是控制病情的目標。（參見一三六頁）

多年前我印象深刻，有一位腦癌患者病情嚴重到無法親自來看診，當時他太太幫他來諮詢時表示：只想讓中醫幫助她先生「好過」一點，不敢奢望治療腦癌效果。但是經過中醫協

助治療後，目前她先生已回到公司崗位，會議中有時嚴厲指正事項時還中氣十足。這位太太回診時偶爾向我抱怨：「是不是有罹患腦癌經歷的人，脾氣都會變得不好呀？」我笑笑地回：「妳不要介意，他還可以罵人妳要心存感恩了！」

上述只是我諸多成功案例之一，每一位癌症患者的求診，都是引領我逐步邁向癌症治療領域的歷程。對我來說真正明確的里程碑，是緣自我的親戚，她在二〇一三年得了乳癌，二〇一七年她發現身體開始容易起蕁麻疹、易感疲憊，她主動和主治醫師提及會不會肝臟有問題？醫師認為乳癌控制良好，過了這麼久的時間應該不會有問題。後來疲憊感嚴重，解小便也出現茶色尿液，覺得情況不對勁，經檢查後發現肝指數GOT、GPT偏高，沒想到超音波掃描發現肝臟腫瘤三．二六公分。

雖然當時不太能接受復發，但她也預計一個月後到醫院評估使用哪一種治療方式，例如：使用化療藥？栓塞治療？還是手術切除等方法。當時我得知消息，建議不如趁這一個月空檔善用中醫治療調理。一個月後，她再回到西醫門診時，腫瘤消失了。當我看到她的西醫檢查報告，病歷清楚地寫上沒有腫瘤。

上述這案例給了當時初入癌症治療的我很大的信心，也更加肯定中醫真的可以治癌。當然，醫師的職業病就是講求科學性，雖然有些成功案例讓我信心滿滿，我仍持續參照西方科學期刊的最新癌症新知，來解析癌症的演變和發展走向。

誠如我在前文提過，目前癌症醫學艱深多變，在治療上也分門別類，有些是癌症重症或是末期患者，也有一些是初罹癌患者，他們期望以中醫調理提早預防西醫治療可能會出現的副作用，例如：患者擔心做完放療或化療後出現嘴巴破、掉髮、腹瀉或免疫力下降等等症狀；有些患者在癌症治療過程中產生嚴重的癌因性疲憊，身體非常虛弱，導致抵抗力差、體力差、腸胃功能弱等情況（參見一五五頁）。更甚，西醫治療成效不佳的患者，也會來諮詢中醫還有什麼機會挽回頹勢。因此，癌症處理方法有

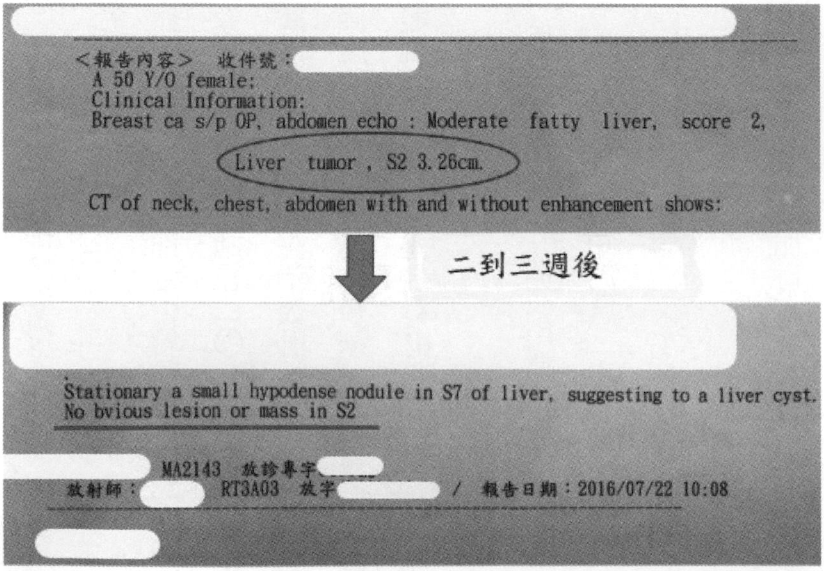
[redacted]
<報告內容> 收件號：[redacted]
A 50 Y/O female;
Clinical Information:
Breast ca s/p OP, abdomen echo : Moderate fatty liver, score 2,
Liver tumor , S2 3.26cm.
CT of neck, chest, abdomen with and without enhancement shows:

[redacted]
Stationary a small hypodense nodule in S7 of liver, suggesting to a liver cyst.
No bvious lesion or mass in S2
[redacted] MA2143 放診專字[redacted]
放射師：[redacted] RT3A03 放字[redacted] / 報告日期：2016/07/22 10:08
[redacted]

圖一：檢查報告（已取得患者同意）

很多，不是單純以「治癌」、「抗癌」幾個字就可概括所有情況，必須因人而異給予最適合的處治建議。

德國整合醫療照護的觀點

臺北市中醫師公會和許多國家的中醫醫療單位有簽署合作協議，醫療交流的目的是為了讓雙邊醫療更為精進，其中有一次是前往德國漢堡做醫學交流。

當時我代表公會前往德國參訪，期間拜訪了漢堡大學附屬埃彭多夫醫院（University Clinic Hamburg-Eppendorf）中醫部門的 Sven Schroeder 醫師，埃彭多夫醫院是歐洲領先的醫院之一，亦是漢堡規模 NO.1 的醫療中心，研究的重點是腫瘤學。

另外也拜訪了一位德國醫師 Barbara Kirschbaum，她是漢薩美安中醫專屬婦科病症的專科醫師，同時也隸屬德國漢堡地區公家醫院的腫瘤照護醫師。我們前往她的診所參觀時，其濃厚的中國風設計可以看出這位醫師對於中國文化相當欣賞、有研究。

這位專精於婦科癌症的醫師也是採用中西醫整合來治療她的乳癌患者。在交流關於治療癌症的過程中，我們討論到中醫治療理論，有補（扶正）、有攻（去毒）。當時的我認為，在中醫治癌上，扶正很重要也是癌症治療的第一步。而這位德國醫師卻和我分享一個很重要的觀念：很多罹癌患者一開始都以西醫療程為首要選擇，若是不先幫患者消除身上累積的化療藥物，或是排除治療過程身體產生的代謝廢物，光是以扶正方式，治療效果並不顯著。

Barbara Kirschbaum 醫師的想法非常符合中醫上「先祛邪，再扶正」的觀點。舉個例子來說：假設某人感冒是因為身體虛弱所致，但是在感冒急性發作的當下，有發燒喉嚨痛等症狀時，是不可喝人蔘湯進補的，一定是先把感冒病毒去除後再補，腫瘤治療也是相同道理。

從自己臨床體會，以及和德國癌症醫療照護醫師交流後發現，目前中醫治癌輔助已經納入歐洲治療癌症的範疇了……我也更加肯定中醫理論可以實際應用在治療癌症上。為什麼我會特別強調中醫理論？這和以前大家流傳在中醫找祕方或偏方治百病的謬誤觀念有關，中醫理論跟中藥祕方是不同的觀念。中藥雖然很重要，但是**根據什麼樣的藥理機轉或治療理論才把藥方開立出來，這才是更為重要的中醫價值**。

所以，我要誠心呼籲民眾不要一味找治癌偏方，因為每個人的身體狀況不同。尤其接受癌症治療的患者，未必西醫的治療效果都不好，有時候某個階段或某種型態的腫瘤細胞就很適合西醫的治療方式，很可能短短幾個月腫瘤就縮小，這時就不應該刻意轉變原有的治療模式，但也有些患者進行到第一劑、第二劑的療程還是無效，狀況因人而異。

因此，以中醫治療一定要依個人身體的反應決定治療方式。在傳統中醫稱為辨證論治或是判別體質，如果換成科學說法就是：看看癌症的生化表現是什麼？患者對藥物的反應特性是什麼？臨床治療非常重視生物標記（biomarker），中醫很重視體質，所以，雖然中西醫的醫學用詞不一，但治療想法都一樣是先認清敵人再找出對策切入。

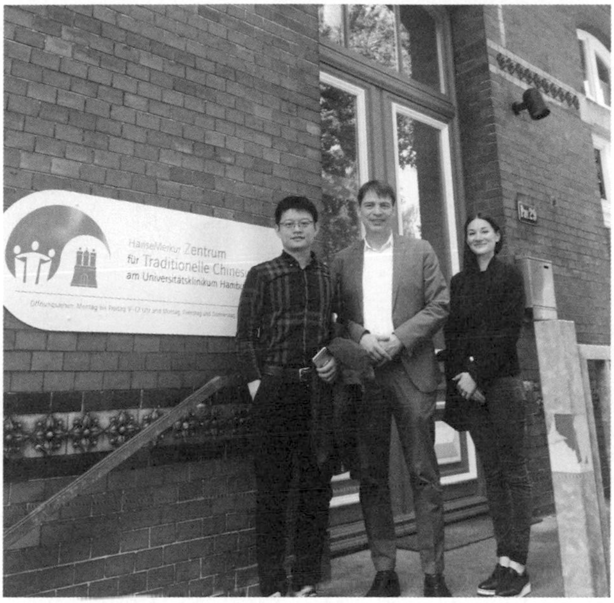

中間為 Sven Schroeder 醫師。

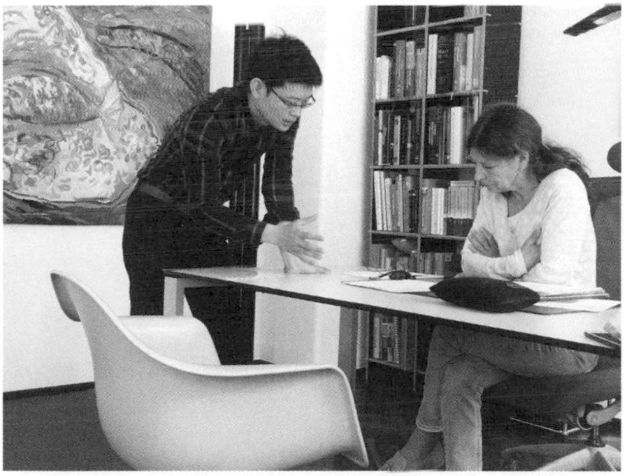

與 Barbara Kirschbaum 醫師討論。

圖二：與德國醫師交流

遇到志同道合，走得更深入

除了上述臨床實證，支持我繼續往癌症治療這個方向前進還有一個重要因素，是我遇到了志同道合的劉紹祥博士。劉博士本身是微生物免疫學專家，我們一起參加過中醫癌症醫學會，倆人常一起討論、研究到底有沒有什麼更科學的方法，可以解釋癌症是用什麼招數躲避免疫攻擊？怎樣能破解癌症？它的弱點是什麼？或者在癌症這麼多詭變的招數下，使用中藥或西醫治療，會產生什麼優缺點？透過上述種種激盪討論，我們更仔細地研究癌症的發生原因、難以消除的癥結點是什麼？癌症轉移的機轉為何？

經過不斷地研討，尋找癌症治療的新創醫學過程中，我們找出兩個治療切入機制，同時這也是中醫治療理論最能被西醫認同的領域：

第一、免疫平衡調控

傳統中醫常提倡提升免疫力，「扶正祛邪」是中醫自古流傳至今的治病智慧。二〇一八年西方科學研究，也肯定免疫療法能為癌症開創新的一頁，改寫舊式免疫學的觀念。不僅僅提升免疫力，還需要調控免疫平衡、增強免疫記憶，讓腫瘤細胞不再逃避免疫攻擊。

第二、腫瘤微環境調整

指腫瘤周遭可能使癌細胞生長或惡化的組織病理環境。根據研究顯示，對抗癌症不再只是針對腫瘤細胞做撲殺治療，更重要的是改變腫瘤周圍環境——塑造一個不適合腫瘤細胞生存的環境，這是突破癌症治療的新策略。

上述兩個癌症治療相關的機制是目前研究正火熱的領域，例如：二〇一八年諾貝爾醫學獎由癌症免疫領域的兩位專家——美國詹姆斯．艾利森（James P.Allison）與日本本庶佑（Tasuku Honjo）兩位教授共同獲得。兩位學者分別針對兩種免疫的抑制分子「CTLA-4」和「PD-1」研發出抗癌藥物，讓癌症的免疫療法有了新局面。他們提及「免疫療法」可以破解癌症的免疫逃脫招數，正是和中醫所謂扶正祛邪不謀而合。

另外近幾年的醫學科研不再侷限於專注腫瘤細胞本身，更開始注意腫瘤外基質以及整個腫瘤組織周遭環境的病理狀態。要殺滅癌細胞必須要調整細胞內外的病理環境，這就像是中醫調整體質，由內而外兩者兼治失衡身體的概念。

臨床上看得見效果又具有科學研究的驗證，科學界和醫學界也都認同免疫治療會是癌症治療的解方，以上總總歷程，讓我更加確認中醫理論在癌症治療機制的正確性。這讓我們有足夠的信心繼續研究中醫治療癌症的免疫機轉，並且更有機會打開一條中西醫整合治療難治癌症之路。

第二章

中醫其實很科學！

○中醫忌寒，很有道理！

在我行醫十多年後，深感中醫古老智慧其實蘊涵深厚的科學性，這可用一個方法來窺探：先使用科學語言解釋傳統中醫學的理論，再對應現行西方科學研究的結果，那麼就能夠知道中醫理論的邏輯性和科學性，簡單地說就是用科學解開中醫之謎。

以下我舉的例子，是我在泛科學這個網路平臺曾發表過的一篇文章，使用科學解析中醫要避寒的道理，經由下面的論述，希望大家能理解為何中醫常常提醒民眾感冒不要吃冰，也驗證中醫理論當中存在科學性。

*　*　*

看過中醫的人，應該對中醫師時常提及「忌吃冰涼的食物」十分熟悉。中醫師甚至會告誡大眾，太常吃冰涼食物可能會容易感冒、咳嗽或感染腸胃疾病，生病時吃冰品也可能不易康復。究竟忌吃寒涼食物，在傳統醫學是基於什麼原因呢？

中醫理論主張避寒，其中「寒主收引」的收引是指收縮、緊繃的意思，「寒邪侵襲人體，常會使皮膚、腠理、筋脈收縮」。也就是說，當我們感到寒冷時，身體會不自主收縮起來，如此一來，末端血管收縮容易造成手腳冰冷，或是體內血液循環變得比較差。因此，從傳統中醫對於「寒主收引」影響人體血液循環的描述，可以初步理解為何中醫師要大家少吃冰。若是對應到西方科學研究，也有跡可循。因為有許多研究指出，溫度會影響身體免疫系統的運作。

體溫是免疫反應的開關

我們身上的白血球是人體免疫系統的一道重要防線。他們在血管裡循環，擔任巡邏防衛的角色，一旦身體遇到病菌感染，白血球的數量就會增加，這是為了啟動抗病機制。白血球先透過血液循環到感染部位附近的微血管，接著穿透微血管壁，移動到受病菌感染的部位，進行吞噬病原菌或消滅被病毒感染的細胞等作用。

科學家在小老鼠身上發現，發燒會改變免疫細胞（例如淋巴細胞）的表面蛋白，使它們更容易穿透血管到達感染部位。當我們身體遭受感染而引起發燒，體溫達到三十八・五度以上，T細胞內的熱休克蛋白90（Hsp90）會增多，Hsp90和T細胞表面的整合素（integrins）結合活化後，能幫助T細胞黏附於血管壁上，因此更容易遷移出微血管，抵達受感染的部位。

此外，也有研究指出，人體發燒核心體溫在三十七到四十度時，能活化NF-κB的運作[2]。NF-κB是一種蛋

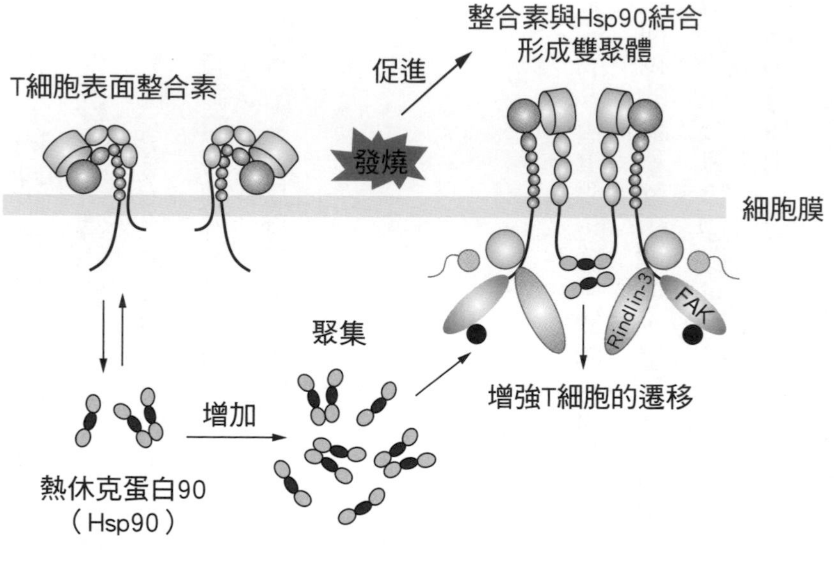

圖三：發燒是如何影響 T 細胞移動

發燒時，會讓熱休克蛋白 Hsp90 大量聚集，並會與免疫 T 細胞膜上的整合素（蛋白質）結合，形成雙聚體。雙聚體會增進 T 細胞穿過內皮細胞層。也增強接下來一連串生化訊息，使免疫 T 細胞移動功能增快來達到免疫功能。[1]

白複合體，能夠控制ＤＮＡ轉錄，在發炎反應中扮演重要角色。也就是說，體溫升高能促進發炎反應，身體對抗癌症、傷口和感染的防禦速度就會變快。

鼻病毒在「三十三～三十五度」時更活躍

發燒能促進免疫反應，那低於人體常溫呢？科學家針對最容易引起感冒的鼻病毒，以小鼠來做實驗，結果發現在低於人體正常溫度的「三十三～三十五度」的鼻腔環境中，鼻病毒的複製能力比在核心體溫三十七度之下還要好[3]。這代表了身體局部溫度偏低，例如鼻腔呼吸冰冷空氣或喉部接觸冰涼食物，可能提供鼻病毒更好的繁殖環境，更有可能引發感冒。

綜合以上所述，時常吃冰雖然不會影響核心體溫，但可能會讓身體局部溫度降低，導致容易感冒；感冒時若吃太多冰涼食物，也可能會使血管收縮，影響免疫反應的運作，讓疾病不容易恢復。

中醫理論：寒邪導致疾病

回到中醫病理學的論述中，寒邪是導致疾病的六邪「風、寒、暑、溼、燥、火」之一。寒邪有三個特性：

1. 寒邪傷陽。
2. 寒性凝滯。
3. 寒主收引。

「寒邪傷陽」是指寒邪損傷人體的陽氣，一方面會出現怕冷的表現，另一方面衛氣也是陽氣所管，當陽氣弱則衛氣不足，而衛氣指的是現代醫學的免疫防衛功能，因此會出現「衛氣不固」的臨床現象，也就是免疫功能不足造成容易生病的體質徵兆。

「寒性凝滯」和「寒主收引」是指寒邪具有使人體的氣血運行阻滯的意思，會讓氣機收斂，表現腠理閉塞，筋脈拘急。中醫學認為人體正常的生理防衛能力或病理的修復能力，都是依賴充足的氣血來運作，氣血要正常，經絡也要通暢。一旦寒邪侵犯，影響經絡閉塞拘急，就如同上述局部溫度不足而影響白血球表現，緊縮的血管壁會影響白血球通透到病灶區來進行抗病反應。

綜觀中醫對寒邪的論述，無論內寒和外寒都應該儘量避免。內寒是指飲食寒涼過量，外寒是指天氣寒冷，沒有做好防寒保暖。因此「避寒就溫」，寒邪得溫則減，就是中醫師不斷強調平衡身體的溫熱寒涼，就能「正氣存內、邪不可干」，身體常保安康。言下之意，中醫忌冰涼，避寒有道理，這樣的古老中醫智慧可是有溫度影響免疫系統反應的科學論述支持的。

癌症的治療：體溫影響免疫反應的機轉

西方醫聖希波克拉底曾說：「給我發燒，我能治療任何疾病。」發燒可以啟動身體免疫功能，釋放各種激發免疫機制的干擾素，這有助於癌症患者啟動抗癌的一連串免疫反應，這個機制在中醫治療感冒患者也是同樣道理。中醫師不使用退燒藥，但會處方辛溫發散的中藥，讓感冒患者利用自身的免疫機制來排除感冒病毒的侵犯。

那麼用在癌症的熱治療，就是希望利用與發燒相似的生理特性，將局部腫瘤加熱到三十九～四十二度，以促進腫瘤細胞凋亡，釋出熱休克蛋白（Hsp90），活化腫瘤微環境相關的免疫細胞。

熱治療是一種放射治療相關的癌症治療策略，早出現在臨床放射腫瘤學（*Perez & Brady's Principles and Practice of Radiation Oncology*）和輻射生物學（*Radiobiology for the Radiologist*，作者 Eric J. Hall）這兩本書中。熱治療主要可以用來輔助提升各種癌症治療的療效，熱治療約四十一至四十三的溫度可使癌細胞更容易被殺死，稱為所謂的「放射增敏」或「化療增敏」效應。

同樣地在中醫治療中有「火神派」的治療方式，應用比較溫熱屬性的中藥，激發身體的免疫抗癌能力，也改善身體的能量代謝方式。熱治療也被視為一種免疫治療，原因是熱治療在免疫系統有多方面作用，包括：加強腫瘤抗原呈現、熱休克蛋白作為危險訊號、強化免疫細胞功能以及免疫細胞在體內的數量增加等等。從溫度影響免疫活性的反應可以解釋為何中醫認為寒邪是腫瘤發生的原因之一，因此也有「寒者熱之」的對應療法。

○中醫治癌的免疫調節理論

從疾病預防和治療的觀點來看，中醫非常強調正氣，也就是免疫力的重要性。在癌症治療上，我認為中醫治療癌症的免疫調節理論是很有科學基礎的，或許大家很疑惑這樣的論述，但的確是有根據的，以下我將從幾個觀點和大家解釋：

免疫系統對人體的作用

在西方醫學，免疫力是一門很大的學問。我用幾個身體天然反應的例子來說明免疫系統對人體的作用：

1. 防禦機制

能識別然後清除外來入侵的病原，免疫防禦作用可使人體免於病毒、細菌、汙染物質及腫瘤的侵犯。免疫力的防禦是最基本也最為人熟知的生理機制。以癌症治療來看防禦力的觀念，包括讓體內的白血球數量增加及免疫功能提升，如：免疫辨識癌細胞能力增強、不被腫瘤細胞壓制等等。

2. 維持健康

維持健康的概念似乎非常廣泛，日常生活異常的疲憊感或是外傷不容易復原，其實都和免疫力有關。長期工作時間過長、休息不夠或長期處在壓力狀態下，很容易引發皰疹或容易感冒，這就是免疫力低下時無法抵抗病毒的結果。即使不是癌症患者，一般人也會有白血球數量不足的時候，所以，當沒來由地長時間處在疲憊狀態，或者是身體修復力很差，例如：傷口一直沒有好轉且不容易癒合，除了常見於糖尿病患者，也可能表示免疫功能不太好。

3. 預防老化

細胞的新陳代謝正常是身體平衡的指標，如果老化細胞比例多於新生細胞，代表新陳代謝慢，這會造成身體運作機能變差。我們可以從皮膚光澤細紋，身體機能、精神體力，腸胃功能或者例行檢查看看有無新陳代謝慢性疾病（高血脂、高血糖、高尿酸、高血壓等）。概括來說，老化的現象是「舊的不去新的不來」，因為處理體內衰老細胞，維護體內環境的平衡穩定，也是免疫系統的工作重點之一。所以免疫系統的機能一旦衰退，功能差的細胞占據身體越多，老化現象自然越是明顯。研究顯示六十歲的長者免疫功能只有二十歲的四分之一，由此可見，免疫力下降也是老化特徵。

4. 產生抗體

當我們的身體產生抗體就能夠對抗病毒，這是新冠狀病毒出現的後疫情時代大家逐漸產生的認知。免疫系統除了把病毒消滅，也會產生免疫記憶，也就是產生抗體，讓外來病原不要再有下次感染的機會，或者是感染後能產生快速且有效的免疫反應，這個機制就是產生抗體作用。

5. 辨識外來異物記憶能力

免疫系統具有免疫記憶作用，當身體下次再遇到相同病菌時，如果病菌沒有變種，身體就會對它產生防護力。以抗癌的過程來說，免疫細胞雖然有其壽命週期，但在它即將死亡的時候，會把抗癌記憶傳承給身體再製造出來的年輕免疫細胞，以達到免疫記憶的作用，所以目前所知人體對有些疾病能產生終生免疫。然而癌症在終生免疫機制這個範疇，還有許多值得科研的部分，醫學專家也仍在持續探討，畢竟目前癌症醫療尚未進步到此階段。

6. 免疫防禦（監視）、清除（代謝）及修復來預防癌症

免疫系統能識別和清除體內發生突變的腫瘤細胞、衰老細胞、死亡細胞或其他有害成分，這種隨時發現和清除體內「外來物」的功能，稱為免疫監控。當身體細胞產生突變，例如良性腫瘤、女性子宮肌瘤這些本來不該出現在體內的腫瘤，或是有異常癌細胞出現時，都需要依靠自身的免疫系統來清除。

所以無論是癌細胞、腫瘤細胞或其他外來異物，免疫系統都應該具有辨識能力，當不該出現的細胞被辨識到時，免疫便會進行攻擊；此外，新陳代謝後的廢物，及免疫細胞與病毒打仗時遺留下來的病毒死傷屍體，同樣需要免疫細胞中的巨噬細胞清除。清除完體內的老廢細胞之後也要進一步修復細胞，透過自身免疫調節讓免疫系統內部環境保持穩定，而修復免疫細胞則能修補受損器官和組織，使其恢復原來的功能。

總結來說，我們的免疫系統非常複雜，調控身體三項生理機能：

- 防禦力
- 清除力
- 修復力

但是免疫力的清除和修復作用，過去在西醫癌症治療領域裡，研究還不夠深入全面，直到近十年來，西醫透過科學研究才發現免疫力對癌症治療的重要突破，因此免疫療法也是目前西醫血液腫瘤科專精與研究的方向。

人體免疫系統每天的工作

防禦、清除、修復是人體免疫系統每天必做的三件事，而我特別強調防禦和清除的重要性。

防禦（監視）：我們體內的免疫監視裡有免疫細胞T細胞，T細胞具有辨識和及時消除體內病變細胞的作用。假設體內有細胞產生突變，只要T細胞的免疫監視功能欠佳或是低下，就有可能造成腫瘤產生。因此，免疫系統對維持人體健康是首要必須重視的！

清除（代謝）：我們每天都有大量的衰老細胞，或者我們在抵抗疾病過程中會有細胞損傷，必須要先藉由巨噬細胞把損傷或壞死細胞清除，才能讓我們的身體維持正常功能，而這個過程就是身體的代謝機制。

中醫的免疫力：衛氣

中醫強調：「調整身體免疫力，有助於疾病治療」。雖然這是普遍已知的觀念，但是過去西方癌症醫學發展的論述，對免疫力的生理功能闡述，比較著重在抵抗外來病菌病毒的概念，並沒有深究過免疫力對人體更實質的助益（其他生理功能的調控）。就中醫和現代免疫學來說，中醫最具西醫免疫防衛功能意義的就是「衛氣」，所謂「正氣存內，邪不可侵」，它具有衛外禦邪作用，能避免及消除外來的致病物或者是內生的各種異物的功能。

衛氣就像是人體的防衛兵，對身體來說它有防禦、溫養及調節三個作用：

1. 護衛肌表，防禦外邪入侵

衛氣作用能使皮膚防禦力增加，如同人體對外的第一道屏障；人體衛氣充足就可以抵禦外邪入侵人體，避免傷風感冒。

2. 溫養臟腑、肌肉、皮毛

衛氣有溫煦臟腑也溫煦全身肌膚作用，提供人體陽氣。衛氣充沛則氣血在五臟六腑、肌肉皮膚流動順暢，那麼人就不易生病。溫養的養也是「給予營養」的意思，而傳統中醫論述肌膚的免疫作用，轉譯為現代醫學較符合免疫系統在人體內外黏膜組織的作用；換言之，人體衛氣作用若是在消化系統，例如腸胃衛氣足，腸胃道黏膜有完整的免疫功能，那麼外出旅遊就不必擔心飲食不潔造成水土不服拉肚子。

3. 調控腠理的開合、汗液的排泄

調節人體水分代謝和體溫穩定恆定，達到人體內外環境的平衡。

因此，中醫對於免疫力的觀點，它不只是保衛抵抗而已，還具有調控臟腑及溫度的功能，調控得好血液流動就順暢，堪稱保護人體健康的第一道防線。就像跟著我們血液循環的免疫白血球，當遇有外來細菌病毒時，能夠離開血管到病灶去撲殺病菌，這就是衛氣在人體的主要作用。

中醫治病強調全人思考

全人思考就是將體質或五臟六腑調理好，以利人身恢復健康及排除疾病。過去西方醫學認為這樣的中醫調養觀念缺少科學根據，應用在癌症治療上也不能讓腫瘤細胞死亡。但是在二〇一九年科學家開始研究「腫瘤微環境」這個新領域，根據研究發現，在肝癌治療時，假設供應足夠的營養與血液給癌細胞旁邊的正常細胞，這有助於殺滅肝惡性腫瘤，同時能牽制癌細胞擴散。這是從腫瘤周圍環境來控制治療的方式，一改過去單純想如何有效殺滅腫瘤細胞，而忽略保護正常細胞竟然也能夠有抗癌的助益。因此，根據這個腫瘤微環境研究結果，我才會提出中醫一直強調整體調理和內外兼治的醫學智慧，探究其中其實是很科學的。

上述這些衛氣功能和調養臟腑來對抗疾病的新觀念，先提出給大家思考為何我認為中醫是非常科學的，其實目前許多現代醫學研究關於癌症免疫學和腫瘤微環境的理論，已逐漸證明中醫某些看似哲學性的理論，臨床都已經能夠運用在實際的癌症治療上。目前西醫也漸趨導入中醫重視全人整體治療和調養的觀念，這也是我認為大家可以重新認識「新科學中醫」的緣由。

○中醫不具科學性的迷思

有人質疑中醫真的科學嗎？你可能沒想到，身為中醫師的我，過去也曾困惑過。關於這個問題，以下有兩個主題值得探討：

第一個疑慮：藥物無法定性定量，不能進行動物試驗

西藥的研發過程要經過動物試驗，古代中醫藥發展就是直接人體使用經驗累積而沒有動物試驗（近年研究開始也有臨床試驗），所以光是中醫藥材的發展過程就和目前藥物研發的規定不同，不可諱言這是中醫遇到的考驗。依據我想要推展中醫藥科學化的過程，有一個比動物試驗更前端的問題，就是天然中草藥的種植、生長和採收因為關係到地理環境氣候因素，導致光是在藥物發展初步，有效成分定性和定量要如何標準化就是一大難題。雖然這是中藥新藥發展普遍卡關的原因，不過這就是天然物質必然的自然現象；例如有一年元宵節我

們到新竹摘橘子時，橘園朋友就提到此時的火燒柑比較不酸，而且比起一個月前的口感更甜，而另一種茂谷柑的果香今年反而沒有去年來得濃郁，所以栽種地質和採收時間都會影響橘子的品質。同理，中醫的中藥也是天然物，我們無法左右氣候條件，因此不同批號中藥的成分濃度無法百分之百固定。這是天然藥物開發的一道障礙，一旦中藥的原料無法定性、劑量沒辦法定量，之後的藥物動力學、臨床病理學各方面的動物實驗都無法進行。不過這幾年來許多中藥開始執行動物試驗，也有中西醫合併治療癌症的臨床照護執行，所以雖然沒有動物試驗，但不影響中醫在癌症治療的價值。

第二個疑慮：中藥藥物動力學不明確

藥品的藥物動力學會明確指出對應人的年齡、體重、肝臟腎臟代謝途徑等等，醫療人員藉由藥物動力學來調整處方用藥劑量，以及藥物進入人體後，半衰期有多久，這關係到服藥間隔多久就要補充第二劑等等。可是中藥無法精準量化，每當遇到中藥使用幾公克？幾錢？光是討論一錢是幾克這個問題，就有很多不同結論了。目前關於斤兩的制定可追溯到秦朝，秦朝前度量衡沒有統一標準，時常造成市場交易的紛擾；直到秦始皇統一了度量衡，到新中國成立之初，都一直沿用一斤十六兩的計量方法。

臺灣目前使用的斤兩換算可見以下表格（表一），就中醫來說，除了有個參考劑量指標之外，中醫用藥劑量沒有固定的定量標準，也不只是採用體重區分，除了初步分為大人或小孩之外，還有其他因素會影響藥物使用劑量。中醫學裡，最重要也最普及的人體特性是「體質」，體質的溫熱寒涼也會影響用藥的選擇。中醫常提到：陰陽、氣虛、體虛、溫熱、寒涼等說法，依據我於中醫學系修讀中醫基礎理論、中藥學、方劑學和中醫病理學的課程，到成為中醫師於實際臨床的中藥使用經驗，發現中醫的科學性很高，它不只是依據病程或病情使用不同藥量，也要根據人體各別特性差異來參酌使用劑量。

表一：臺灣目前斤兩換算

一錢 = 十分 = 3.75g
一兩 = 十錢 = 37.5g
一斤 = 十六兩 = 600g

※：根據國家度量衡標準實驗室網站（https://www.nml.org.tw/unit-conversion/1.html），從質量單位換算顯示：一臺兩等於 37.5 公克（g）法定度量衡單位。

中醫理論系統不能用西醫的邏輯框架

上述的觀念，在我進入臨床實際看診後有了更深的領悟：不要用西醫的邏輯來驗證中醫！我舉個例子：如果要舉辦一場食神大賽，我們不能請擅長烹飪法國菜的主廚來評論燒廣東菜的廚師好不好，因為準則、方法和標準不一樣；因此，我們也不應該以西方醫學的認定標準，來評估中醫或中藥的醫學根據。

中醫把脈讓許多不明箇中道理的人誤會中醫治療很神祕，這也是西醫對中醫誤解很深之故，其實中醫診斷還包括望診、聞診和問診，切診也就是脈診只是其中一個診斷體質的方式，現代中醫師更能夠結合西醫的檢查結果來提供治療參考，所以我們在中醫診所或醫院的中醫部癌症門診，時常要求癌症患者拿檢驗報告來就診，這能提供更有科學性的治療參考，也能作為後續追蹤療效的科學指標。中醫師處置疾病和癌症患者時，非常具有邏輯性推理，治療法則和處方機轉都是根據病理機轉而來，因此，我才會強調不能一味用西醫的邏輯系統來探究中醫的邏輯系統。下一章我將運用中醫的理論結合科學性的探討，進一步來說明解釋中醫抗癌的科學性智慧。

參考資料

1. Lin, Changdong, Youhua Zhang, et al. Fever Promotes T Lymphocyte Trafficking via a Thermal Sensory Pathway Involving Heat Shock Protein 90 and α4 Integrins. Immunity 50, 137-151, no. 1 (2019).
2. Harper, C. V., D. J. Woodcock, C. Lam, M. Garcia-Albornoz, A. Adamson, L. Ashall, W. Rowe, et al. Temperature Regulates NF-κB Dynamics and Function through Timing of A20 Transcription. Proceedings of the National Academy of Sciences 115, no. 22 (2018).
3. Foxman, Ellen F., et al. Temperature-Dependent Innate Defense against the Common Cold Virus Limits Viral Replication at Warm Temperature in Mouse Airway Cells. Proceedings of the National Academy of Sciences 112, no. 3 (2015): 827–32.

第三章

抗癌大小事，讓你先知道

○治療前，先認識癌症

癌症是一種非常複雜又變異多端的可怕疾病。

最新的癌症免疫治療更是艱深多變的領域，目前癌症醫療已經發展到第五種療法階段，從傳統手術切除、化療、放療、到標靶藥物治療持續至今，許多研究人員仍不斷研究探索腫瘤病理學，伴隨科學知識、生物化學和電腦技術的發展與精進，近年來「癌症免疫療法」讓癌症治療邁向一個新的里程，但是免疫治療並非萬無一失，除了治療有效率仍在二〇～三〇%以下，還可能引起所謂的細胞激素風暴（人體的免疫系統出現過度防禦，引發其他免疫性疾病），造成臨床治療風險相對地提高，這也是癌症免疫療法首先要面對的關卡。

從九〇年代開始至今，從免疫學裡發現了許多可以用來治療癌症的攻略，雖然目前有許多臨床試驗在進行，但不久的將來癌症治療即將會往所謂的雞尾酒療法來普遍執行。這種合併治療的方式在中醫治療理論中並不陌生，比如中藥藥方君臣佐使的配合，其概念就是除了有針對癌細胞的處置，也有強化人體免疫作用，以及調節身體正常代謝和生理功能的各種處置，多管齊下來全面治療癌症患者。

接下來和大家簡單說明：癌症是什麼？癌症是如何生成？癌細胞到底是怎麼逃過身體正常免疫系統的攻擊？中醫如何幫助免疫系統來對抗癌症？然後我們才能在這場生命的戰疫中成為最後健康生存的贏家。

癌症是如何生成的？

一個健康的細胞就像我們正常人一樣，也有生、老、病、死的週期，這是一個必然的過程，有此常規循環才能維持細胞代謝健康狀態。但如果我們每天餵養細胞一些毒藥（有害物質），包括現在大家都知道的空氣汙染、各種不同的致癌物、重金屬汙染或化學物質等等，當身體無法代謝掉這些「毒」，細胞就開始變得很不正常，產生基因突變，造成基因組的不穩定（genome instability）。異常發展的細胞可以一直不停地快速分裂生長複製，就變成了腫瘤細胞（tumor cell）。

腫瘤細胞到了這個地步，不僅是不停生長，還開始抵抗死亡（抵抗細胞凋亡），隨著腫瘤細胞越來越多、腫瘤越來越大，會有血液氧氣供應的需求，所以會開始長出新生血管，同時釋放一些有害物質到周邊，使得我們的組織器官產生慢性發炎，接著當腫瘤細胞可以跟新生血管連在一起，到了這個階段也就是癌細胞可以任意地轉移、侵入任何一個它想要發展變異的器官了。

然而身體免疫系統不是應該產生監控作用嗎？在諸多癌症的研究中，免疫逃脫的機轉，算是癌細胞最難纏的手段之一；此外，癌細胞還能招降體內的白血球成為癌細胞的幫凶，一同幫助癌細胞轉移並入侵到其他正常的組織。就像我們在國防部安插了一個情報人員，免疫系統要做的事情白血球統統都知道，所以這個反派白血球跑去阻擋免疫系統的一連串訊號，也就是讓免疫攻擊癌細胞的反應下降。

癌症和腫瘤的差異

你可以把腫瘤想像成是一個包住的團塊，而腫瘤又分為良性腫瘤和惡性腫瘤。癌症又稱惡性腫瘤，它是全身性疾病在局部的表現。惡性腫瘤不只是在局部產生病灶，它很可能會侵犯我們的淋巴組織，或者藉由血液循環往遠端轉移，侵犯到本身腫瘤團塊區域以外的地方，形成了癌症。簡單來說，腫瘤可分良性與惡性，發展到惡性就是癌症了。

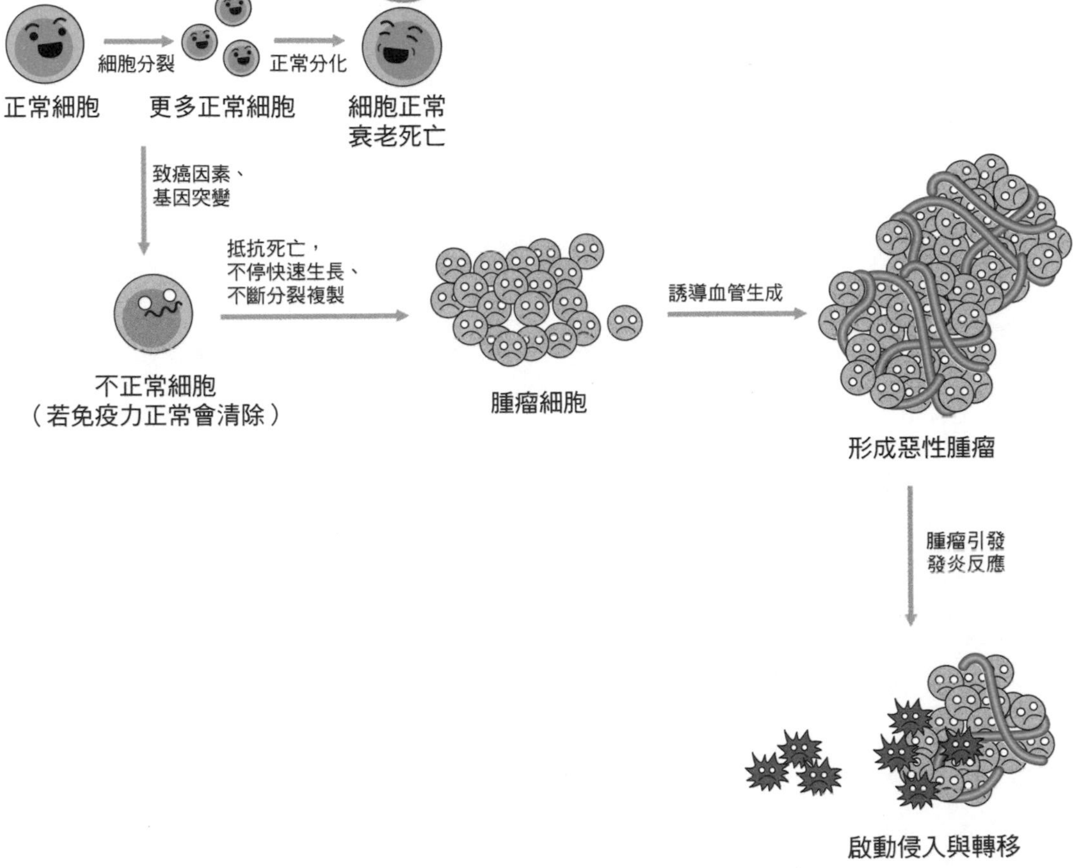

圖四：癌的產生

腫瘤細胞的形成過程：細胞失控突變→抵抗死亡不斷增生→腫瘤細胞侵襲正常組織→誘導血管生成大量消耗營養→形成惡性腫瘤→引發發炎反應→啟動遠端轉移。

在此同時，因為腫瘤已經越長越大，在這團腫瘤裡的壞細胞，它的代謝情況與正常的細胞組織不太一樣，比較偏向貪吃、厭氧、高熱及PH值偏低的狀態，所以它的能量代謝機制也不一樣了。上面敘述的種種病理過程是癌症免疫治療要突破的特性，能夠招招破解才有成功治癌的機會。

中醫典籍對癌症的記載

透過上述癌症生成的機轉，我們可以從一段《黃帝內經》中關於腸瘤的古文敘述，結合現代腫瘤病理學和免疫學的科學解析，用現代語言解開中醫神祕之處；藉此讓大家知道中醫有其科學性，對於本書之後所談之癌症治療方法，亦能理解其機轉理論皆有所根據，而不是憑空想像。

之所以會用科學語言來論述古文是因為當時發生一段故事，我的好友劉紹祥博士在那一段時間瘋狂地愛上中醫，而我卻是苦於無法解釋中醫的科學性而沮喪，劉博士早在二〇一七年就不斷提到中醫理論的先見之明，但我身為中醫人卻沒能百分之百同意，就在我們時常切磋琢磨中醫和免疫科學的相關性過程，偶然一天劉博士詢問我《黃帝內經》這部中醫經典書籍對癌症的論述，我從內經的條文中找到這個篇章。

《黃帝內經》：「有所結，氣歸之，衛氣留之，不得反，津液久留，合而為腸瘤。」

這段中醫古典文字乍看之下抽象難懂，但經過我跟劉博士之間的激盪，它成為古典中醫跟免疫學的搭橋，開啟後續科學性中醫理論治療癌症的篇章。

有所結：「結」的概念就是產生異常不被辨識的細胞團塊、細胞代謝週期不正常，原本應該凋零死亡的細胞，卻出現不會凋亡的特性。

氣歸之：現在腫瘤科學發現，異常細胞誘使血管新生，搶走身體的營養供應給腫瘤細胞，導致正常人會一直消瘦，因為氣血都供應到異常組織了。

衛氣留之：衛氣的作用是防衛不讓異物侵入或留存，是防衛內、外邪氣發展的正氣，所謂「正氣存內，邪不可干」，但免疫功能不清除（免疫抑制脫逃），留下異常組織任其發展。簡單來說，衛氣指的是身體的免疫功能，免疫作用是殺腫瘤細胞，當衛氣不啟動撲殺它，把腫瘤細胞留下，這樣免疫逃脫會導致異常細胞一直發展就成為惡性腫瘤了。

不得反：走到這步異常組織持續發展成腫瘤團塊（惡性腫瘤），已經沒有辦法回歸正常代謝作用了。

津液久留：身體的各種生理水液停留，例如水腫、痰、發炎等沒有正常代謝，留在腫瘤團塊內會大量搶奪身體所需的營養、胺基酸等，所以癌症患者身體會在短時間內消瘦。

合而為腸瘤：以上每一種特性合併在體內發生就容易產生腫瘤。

上述就是科學剖析中醫論述癌症的生成，早在二千多年前沒有顯微鏡、沒有高端檢查設備的醫學背景下，中醫把疾病形成的過程，利用觀察將現象如實記錄下來，這是我認為中醫理論有所科學根據的證據之一。

表二：科學剖析中醫腫瘤形成

有所結	細胞代謝週期不正常，產生異常團塊。
氣歸之	異常細胞誘使血管新生。
衛氣留之	免疫功能不清除，留下異常組織任其發展。
不得反	異常組織繼續發展，產生惡性腫瘤。
津液久留	身體中的各種生理水液停留、發炎，沒有正常代謝。
合而為腸瘤	以上每一種特性合併在體內發生就容易產生腫瘤。

情緒與癌症的關係

絕大多數人得知身上有腫瘤時，無論是良性或惡性，在第一時間都是感到萬分錯愕與恐懼，就好像在體內埋下一顆未爆彈，既驚恐腫瘤在身上已留下無法消除的病灶，又擔憂日後會不會更惡化作亂？

依據這幾年我們的治療經驗來說，癌症治療還有一個非常重要的環節，就是「心情」的調適，這是對抗疾病的關鍵，即使是陪同照護的親友也不例外。

中醫非常重視人的自我感覺。以我的病患來說，在治療開始之前，我希望了解每個癌友及其家屬的想法，包括他們比較偏向把自己的健康交給醫師、信任醫師？或是想一起參與討論？又或是內心仍有恐懼、失望或甚至憤怒的情緒？以上都會左右醫師的考量，治療方式。

癌友本身焦慮不安的情緒要先獲得解決，心存恐懼引發失眠、焦慮或憂鬱等就會讓身體免疫系統崩壞，心定則身安。從腦神經科學來說，本來情緒和身體抗病力就是息息相關，心神安定時，病情比較好控制。否則後續不論是中西醫的治療療效都會打折扣。例如身體不能負荷日常生活狀態，每天睡不好吃不下，身體沒有足夠休息，腸胃無法吸收足夠營養，就算一直接受西醫治療方式，身體沒有修復、代謝和防禦力等等，很難產生抗癌的身體機能，更可能連最基本的生活品質都無法維持，進而更影響心情的穩定，接著變成惡性循環讓身體每況愈下。所以，患者的身心狀況是中醫醫療重視的關鍵。

因此，一旦獲知罹癌時，癌友和親友家屬除了穩定心情，若能將自己的需求與疑問提出來和醫師討論，日後癌友在選擇化療、放療或是其他治療方式時，醫師可以提供更實際且有效率的建議。癌友本人及其家屬必須思考：醫療方式選擇、身體負荷狀況以及治療過程效果評估，這三者的考量必須要取得平衡；是選擇有巨大風險的治療方式？還是選擇與癌共存相對穩定的治療？甚至有些晚期或者高齡癌症患者，要以哪一種方式延續生命？選擇什麼樣的生命質量以及自身能夠承擔的風險等。癌症治療已經不只是針對疾病本身，還包含對家庭、經濟或人生規劃等因素的考量，有些想法只有自己或家

良好情緒的重要

- 精神壓力會讓免疫機能下降。
- 憂鬱症會使身體修補 DNA 的能力下降，罹患癌症機率明顯提高。
- 外來的持續壓力會讓細胞失去固定凋零的生理機制（apoptosis），老化或劣質的細胞無法自滅將會引發腫瘤風險。

屬最清楚。

上述這些想法和醫師討論後若能達成共識，之後在癌症治療過程中需要做不同治療選擇時，才能有效地溝通，讓治療結果在可能的療效中，儘可能貼近患者需求。

癌症，令人聞之色變

很多人聞癌色變不是沒有原因的，因為癌症罹患率至今越演越烈，似乎還看不到盡頭。一份最新全球癌症統計報告出爐，這是在二〇一八年九月十二日，由全球知名的ＣＡ雜誌[1]所發布的最新全球癌症統計報告，囊括一百八十五個國家、三十六種癌症的發病率和死亡率。內容指出截至二〇一八年，估計將有一千八百一十萬新癌症病例和九百六十萬癌症死亡病例。而在臺灣國民健康署也在二〇二〇年發布臺灣癌症發率研究（圖五）。

對照世界各地癌症的發病率和死亡率，很多研究都顯示癌症發病率和死亡率人數正在迅速增長的事實。全球範圍來講二〇二〇年的研究發表，到七十五歲之前，發生癌症的累積風險為二一．四%，死於癌症的風險為一七．一%。五名男性中有一名，或者六名女性中有一名會發生癌症；八名男性中有一名，或者十名女性巾有一名會死於癌症。

臺灣二〇一九年針對十大死因排序，惡性腫瘤仍居首位，癌症死亡人數為五萬兩百三十人，占所有死亡人數二八・六%，死亡率每十萬人口有二一二・九人，較上年上升一・八%。癌症患者多集中於五十五歲以上族群。

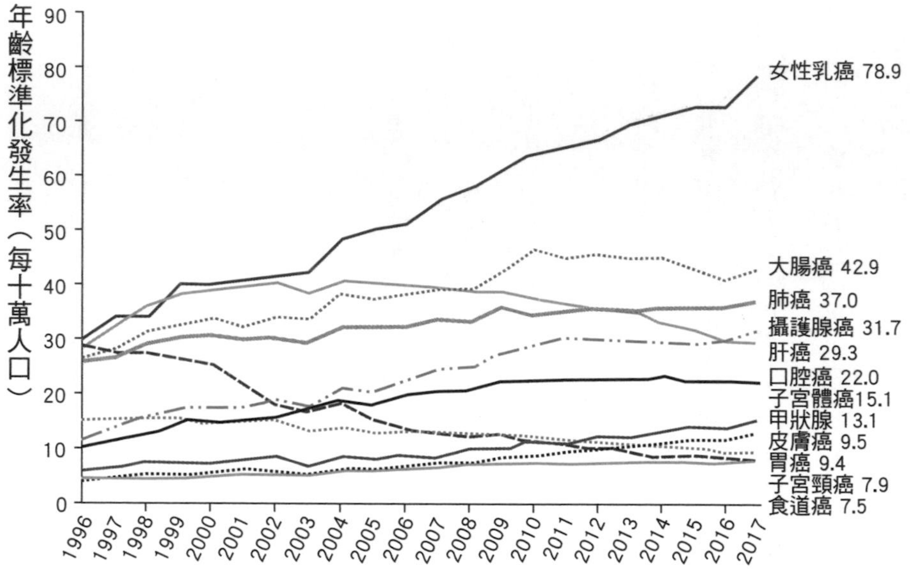

圖五：2017 年臺灣各癌症發生趨勢

※：由於癌症診斷資料龐大，整體作業需耗時兩年，因此2020所公布的是2017年的資料。

資料來源：國民健康署

表三：2017 年臺灣癌症發生人數排名

1. 大腸癌	16,408 人 發生率 42.9 / 10^5	6. 攝護腺癌	5,866 人 發生率 31.7 / 10^5
2. 肺癌	14,282 人 發生率 37.0 / 10^5	7. 甲狀腺癌	4,053 人 發生率 13.1 / 10^5
3. 女性乳癌	13,965 人 發生率 78.9 / 10^5	8. 皮膚癌	3,804 人 發生率 9.5 / 10^5
4. 肝癌	11,225 人 發生率 29.3 / 10^5	9. 胃癌	3,703 人 發生率 9.4 / 10^5
5. 口腔癌	7,797 人 發生率 22.0 / 10^5	10. 食道癌	2,768 人 發生率 7.5 / 10^5

※1：臺灣癌症登記資料庫（不含原位癌）。

※2：發生率以 2000 年世界標準人口計算（每 10 萬人）。

資料來源：國民健康署

表四：臺灣 2019 年十大死因排序

1.	惡性腫瘤（癌症）	6.	事故傷害
2.	心臟疾病	7.	慢性下呼吸道疾病
3.	肺炎	8.	高血壓性疾病
4.	腦血管疾病	9.	腎炎腎病症候群及腎病變
5.	糖尿病	10.	慢性肝炎及肝硬化

資料來源：國民健康署

醫學對癌症治療的征戰

癌症治療猶如是一場拼圖，每當科學界有新發現時，都會以為手上正握著那塊最關鍵的拼圖。就像當時剛發展標靶藥時，醫學界認為這會是癌症治療重要關鍵且有效的一塊拼圖，然而事情並非如此，標靶藥雖然提升一些療效，但仍不算是克服癌症。近年免疫療法讓癌症治療旋風再起，但依據目前二〇～三〇%的有效性來看，可以發現目前現代科學和西醫所拼出來的抗癌圖像，還是不夠完整。雖然這很像是昨之赫赫今之涼涼，看似不斷挫敗的過程，但仍具意義，因為醫學研發一刻都沒有鬆懈。

無論是最新科學的研究、醫療領域腫瘤學、細胞學及基因學的相關研究，或是中醫重新詮釋癌症病理學等等，不管中西醫治療癌症方法為何，大家依舊努力想拼湊出完整的癌症治療攻略。

癌症治療猶如走迷宮般的過程，歷經數十年後，即使發現腫瘤狡詐多變會逃避免疫攻擊等等變數，醫療界和科學家還是希望儘早找到癌症治療的正確道路。癌症治療絕非個人能力所能完成，這必定是建構在許多前人的苦心研究上，大家試圖從這些研究論述中努力拼湊或試驗，無非就是期盼早日能找到癌症治療的關鍵之鑰。

使用新藥抗癌的迷思

在門診治療中，時常會被諮詢癌症用藥的意見，其實這是一個不容易回答的問題，因為身為中醫師，實在不該插手西醫用藥的決策，這對患者更是很難抉擇取捨。藥物進入正規臨床使用之前，藥廠經過千辛萬苦研發出新藥，必然要經過試驗，不同分期人體試驗，都是在醫院裡讓醫師從患者群中評估受試者進行。這時候癌症患者就會面臨是否接受醫師建議的新藥治療，多數患者幾經考量，也只能跟著開始使用臨床試驗用藥。患者考量的未必只是藥的價格（參與臨床試驗用藥是免費的），而是癌症患者都希望有新的藥物能為他們的健康帶來新希望。

對於使用新藥抗癌，我總是給予癌症患者一個建議：那就是使用一個能評估效果的療程後，依據後續反應以及檢驗來決定是否接受第二個療程。很多患者擔心拒絕醫師或醫院的用藥建議，似乎得不到原主治醫師的照料，其實不用擔心，因為臨床試驗用藥本來就是充滿了不確定因素，醫師也一定會善盡照護責任，無論患者自身的決定為何。

中醫轉譯醫學是一道曙光

目前癌症治療的最大困難在於惡性腫瘤細胞詭詐多變，常常出招來對付西醫治療。過去癌症治療遇到許多瓶頸，醫療界及科學家開始打破過去思維，試圖從其他層面挖掘更多可能性。所幸近年專注於癌症治療的科學家及醫療界有了新發現：未來人類要突破癌症治療，要從「腫瘤微環境」、「免疫平衡調控」下手，才有可能突破以前治療遇到的障礙，打開治療癌症的新機會。

令人可喜的是，西醫近幾年提到的「腫瘤微環境」，它很接近中醫常說的「體質」，例如寒熱、溼熱、容易發炎體質等。當你去中醫看診，中醫師會說你得了風寒（病症體質的一種），不會說你中了第幾型流感病毒，而且中醫常說提升免疫功能、改善血液循環（活血化瘀）和疏通氣機停滯（軟堅散結）等觀念，這和西醫提倡腫瘤微環境的概念最為接近。也就是說，中醫和西醫兩者的溝通合作橋樑——科學研究扮演了重要角色，因為新興的「腫瘤微環境」、「免疫平衡調控」，才開創了中醫治則的解釋根據。

近幾年的科學新發現逐漸與古老中醫智慧殊途同歸，西方科學界逐漸發現原來流傳已久的中醫智慧可以實際應用在治療癌症，但西方醫學目前普遍還存疑中醫的原理和效果，甚至對中醫極度排斥，認為中醫不具科學性還會傷肝傷腎，對執行正規中醫並且在臨床得到效果驗證的臨床中醫腫瘤專科醫師來說，這也正是我們致力於「中醫轉譯醫學」的動力。

轉譯醫學又稱轉化醫學（translational medicine），是將「基礎醫學的研究」直接和「臨床治療」結合。連結轉譯醫學的思維，中醫轉譯醫學就是利用中醫的智慧結合最新的科學知識，透過科學研究可以解釋翻譯中醫古典語言，讓中醫智慧很快地變成臨床患者可以使用的治療模式，同時也讓醫學界認同中醫治療的價值和理論。

○癌細胞的特性及招數（上）：免疫逃脫

相信每個人或多或少都玩過手機遊戲，最大的挑戰除了試圖破關之外，還要知道遊戲的每個關卡會設下哪些招數或陷阱讓你失敗。闖關要能成功首先就必須瞭解對手的特色及弱點。同樣地，在治療癌症時，面對這麼詭詐的腫瘤細胞，我們得要先明白它的特性和變化招數，後續才能做有效殺滅或預防阻擋，這樣才能沉著應對，不會在醫療交戰過程中亂了手腳，而更有機會戰勝癌症。

招數一：腫瘤細胞會逃避免疫系統的攻擊?!

健康身體的免疫系統會先辨認腫瘤細胞，然後再派大軍撲殺腫瘤細胞。然而，在癌症形成過程裡關於免疫反應，醫學界發現一件事：腫瘤細胞會逃避免疫系統的攻擊。它是怎麼逃脫的？這肯定是大家最好奇的，因為只要了解癌細胞如何逃避，就能找到有效方法來治療癌症。

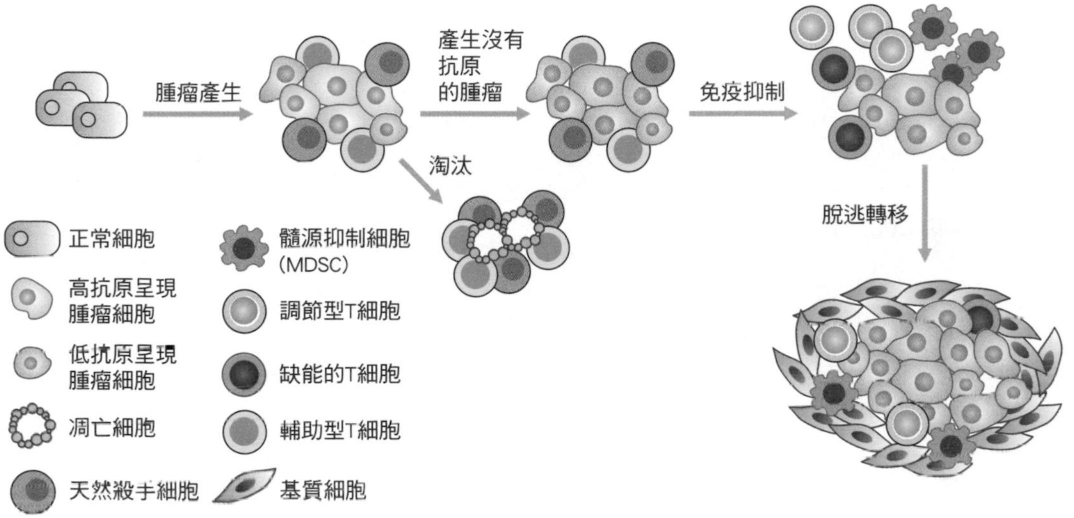

圖六：腫瘤大逃脫[2]

腫瘤細胞產生之後，正常狀況下天然殺手細胞、T 細胞等身體的免疫系統會察覺並攻擊狙殺，然而低抗原的腫瘤細胞，因為腫瘤抗原無法有效呈現，所以無法誘發免疫細胞的攻擊。聚集的低抗原腫瘤細胞形成惡性腫瘤，其所產生的腫瘤微環境吸引 MDSC 和調節型 T 細胞聚集，抑制免疫反應，免疫細統無法正常工作，身體無法阻止腫瘤細胞增生或擴散，甚至進一步產生遠處轉移。

一般來說，我們的免疫系統運作正常時，它能夠幫我們對抗外來的細菌病毒以及內生性的腫瘤細胞，然而，狡猾的癌細胞卻會控制免疫系統並抑制抗癌的免疫反應。一旦腫瘤能抑制抗癌的免疫反應，我們的抗病力就會失衡，而免疫系統將不再能與這類的惡性腫瘤細胞抗衡，此稱之為免疫逃脫，因此身體就無法阻止癌細胞增生或擴散，甚至產生遠處轉移。

這樣的腫瘤逃脫機制就好像電影《無間道》一樣，癌細胞就像是黑幫分子，我們體內的免疫系統是警察，而負責殺死癌細胞（黑幫分子）的叫做T細胞（好警察），另外，在警察系統內還有一種細胞是MDSC（myeloid-derived suppressor cells，髓源抑制細胞MDSC：它屬於特殊又不成熟的細胞，會抑制免疫細胞活性讓癌細胞發展壯大），雖然它也是警察，但不會殺害癌細胞，反而會抑制免疫系統作用。

癌症發生時透過某些機制讓MDSC細胞數量上升，MDSC細胞可以使T細胞的監測分子消失，所以MDSC細胞就像《無間道》裡被黑道收買的警察一樣，它讓T細胞無法靠近辨認癌細胞，因此無法產生有效的免疫攻擊，這會導致對抗癌細胞的免疫功能下降。

病理學上，腫瘤產生的微環境還能分泌介白素引起慢性發炎，接著吸引調節型T細胞（regulatory T cells）和MDSC細胞的聚集，調節型T細胞會壓抑毒殺型T細胞（CD8+）和輔助型T細胞（CD4+）的功能，此時身體反應將引發T細胞（好警察）功能無法正常發揮甚至是凋亡。簡單來說，腫瘤所分泌的介白素將影響腫瘤附近樹突細胞的成熟，進而導致其功能異常，不但不能啟動免疫反應，反而抑制了免疫系統的運作。

由上述可知，惡性腫瘤細胞能夠逃避免疫的攻擊，是因為惡性腫瘤細胞彷彿綁架了免疫系統，MDSC這位警察被黑幫分子收買而抑制免疫系統內部運作，促使惡性腫瘤細胞能逃過免疫功能的攻擊。因此，唯有破解惡性腫瘤抑制免疫反應的機制，做好免疫平衡的調控和腫瘤微環境改造，才有可能在癌症治療中殺出一條生路。

免疫系統看待癌症都是單一疾病

雖有各類型的癌症，但從免疫學觀點來看，這些癌症的產生其實都是源自於免疫系統無法清除癌細胞所造成。

癌症發生在許多不同器官部位，例如乳癌、肺癌、肝癌、大腸癌等等，這是用發生部位區分，過去二十年醫療界都聚焦在造成癌症的致癌基因，所以癌症基因篩檢讓每一種癌症都被當成一種疾病，各有一套處置藥物，例如：乳癌患者癌細胞檢測有 Her2 這個致癌基因，就會使用賀癌平（Herceptin）藥物治療；肺癌患者檢測有EGFR致癌基因，則使用藥物艾

過去會藉由蛋白檢測來確定癌症致癌基因，然後選擇對應的抗癌藥物；如今治療方式轉變為加強自身免疫系統的能力。

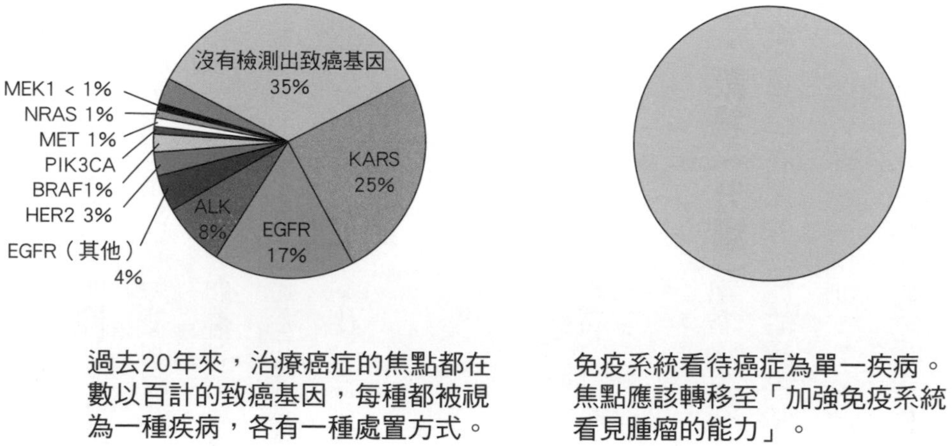

過去20年來，治療癌症的焦點都在數以百計的致癌基因，每種都被視為一種疾病，各有一種處置方式。
免疫系統看待癌症為單一疾病。焦點應該轉移至「加強免疫系統看見腫瘤的能力」。

圖七：從「精準醫療」到「加強免疫系統」[3]

左圓餅切割圖代表各種致癌因子，例如：

- BRAF 是一種原致癌基因，平常在體內產生身體所需的重要蛋白質，功能一切正常；不過一旦發生突變，BRAF 就可能驅動癌細胞的形成。
- HER2 就是人類上皮因子接受體第 2 蛋白（human epidermal growth factor receptor 2），是 HER2 基因的蛋白質產物。
- EGFR 就是表皮生長因子接受體（epidermal growth factor receptor, EGFR）……等。

瑞莎（Iressa）、得舒緩（Tarceva）治療。

然而回到免疫系統，無論是哪一類型的癌症，它們的癌細胞都有共通點，就是會逃避免疫攻擊，任由癌細胞在體內流竄。

值得探討的是，二〇一六年國際大藥廠羅氏藥廠（Roche）的一份研究報告提出以下看法：過去把癌症做許多不同分類，近年還利用「基因檢測」來判別對比該癌細胞適合何種治療方式，這也是精準醫療的概念。但是如果從身體「免疫系統」對抗癌細胞的機轉來說，任何種類的癌症，其實都源自免疫對抗癌細胞功能缺乏這個問題，所以從免疫觀點來說，不同癌症分類都是同一種免疫不足疾病，因此處理方式也必須是免疫平衡調控、加強免疫系統才能夠控制癌症；也就是說，加強免疫系統對抗腫瘤的能力，才是對抗癌症的重要關鍵！

從免疫觀點看中西醫治療癌症的方法

從中西醫對付癌症的不同理論來分析，西方醫學一直以來都強調數據，而中醫看的是人的整體面，有所謂望聞問切診斷過程。以癌症患者來說，當你看到患者疲憊不堪、吃不下、抗病力很弱時，這表示不只是癌細胞正侵蝕著他，有可能身體同時有癌因性發炎反應，甚至免疫力功能差而容易感冒及感染。以西方醫學角度看待上述這些症狀，假設患者出現感染就會提供抗生素、出現癌因性疲憊可能就會使用神經刺激劑、類固醇等專病分科治療，因為這些症狀跟癌症治療本身無關，但事實是如此嗎？

西醫面對腫瘤能直接影像學檢驗、做切片，然後化驗腫瘤細胞是良性還是惡性，如果是惡性腫瘤就藉由化驗結果來使用抗癌藥，這都是屬於以局部及微觀方式來處理癌症。雖然這個方式是經由醫療研發過程，也有實驗數據證明有成效的，可是為什麼應用在實際臨床時，有不少癌症患者卻得不到明顯的治療效果？

我在臨床門診時會遇到已經做過詳細治療和藥物篩選，或有些經過基因檢測使用了對應標靶藥（標靶藥的藥物說明都有寫明有效百分率），但仍無法有效控制惡性腫瘤的縮小，甚至還是擴散轉移出。其中一個原因就是，腫瘤細胞是一個活性細胞，它是細胞與細胞間組成的一個團塊，最後變成腫瘤；還記得惡性腫瘤（癌細胞）會改變微環境、產生免疫逃脫，甚

表五：中西醫學治療方式的不同

	中醫	西醫
根據	觀察	數據
對象	人體反應觀察	實驗
切入	整體性	專病分科
治療	間接	直接
方法	巨觀	微觀

至當癌細胞產生突變時還會產生抗藥性，而經過無效治療後，癌細胞為了自身的生存甚至還會遠端轉移出去，這對癌症患者來說其實是整體身體狀態都會受到影響。

中醫治療癌症則是觀察全人整體，診斷線索來自人體的整體性反應。如果患者產生癌因性疲憊，一定要先改善疲憊狀況。這時就要確認病患是不是因為身體本身的防禦、清除、修復各方面問題沒有解決，造成能量（中醫稱之為氣，西醫指三磷酸腺苷ＡＴＰ）不夠導致的疲憊？這個能量和免疫功能是否能正常運作息息相關，才會有「正氣存內、邪不可干」的論述，所以中醫治癌雖然沒有直接使用抗癌藥物，但採用整體及宏觀調控的觀念來看待病患身體狀態，這狀態就是「整體身體能量機能、腫瘤微環境和身體免疫平衡調控」這三個部分組成的抗癌體質。

現在西方醫療非常關注「腫瘤微環境」，這表示醫學界的治療焦點已不侷限在腫瘤細胞本身，而是檢視腫瘤環境周遭組織的整體性問題。從上述來看，西醫腫瘤微環境的觀念十分符合中醫重視的體質和整體觀，不是只專注單一腫瘤細胞，而是觀察腫瘤細胞跟周邊細胞產生什麼病理現象。

腫瘤微環境是中醫抗癌成效的關鍵

透過上述的解說，我們已經初步理解要攻打癌細胞也需要滲透癌細胞周邊環境的道理，接下來我將和大家進一步說明這個腫瘤微環境對治療及抗癌的重要性。從二〇一八年起，西方醫學在癌症治療上，有幾個很重要的關鍵點：

1. 改變體內環境

我們體內各器官的健康狀態，包括腸道、肝、肺、心臟和大腦情緒狀態等等，體內環境的提升及調整對於癌症治療將起到很大作用。這和以往治療癌症的觀念不同，早期西醫主要著重研究腫瘤細胞的基因表現、致癌因素、腫瘤本身突變、腫瘤代謝機制等等，利用化療、標靶藥物直接消滅腫瘤細胞。但身體機能健康與否也是抗癌的基礎，這和中醫注重本質的治標治本併重的觀念相符。能否順利將腫瘤細胞殺滅，不只是關注癌細胞，也必須要調整體內環境。

2. 重建腫瘤微環境

微環境也包含已惡化的腫瘤微環境，過去的治療焦點在腫瘤本身，並沒有注意腫瘤旁邊的周遭環境，其實這也是影響腫瘤病變或轉移他處的重要因素。現在的治療會想辦法改變它、重新再教育它，讓身體不發炎、改變酸鹼值，或改善癌細胞的缺氧環境等等，藉此停止癌症繼續發展。

3. 免疫逃脫機制

西方醫學研究診治癌症這麼多年，還是沒有明顯提升治癒率，部分因素是過往科學界、醫學界對人體的免疫系統運作機制不夠全面。隨著近幾年科學不斷進步，免疫療法被研究後，西方醫學才發現腫瘤細胞會釋放訊號讓免疫系統不能正當防衛，這讓我們的免疫系統踩剎車不起免疫作用，而失去原有的抑制腫瘤增長的功能。

總結以上，目前科學研究的癌症治療，便將手術之後的化療藥、放射線治療以及腫瘤標靶藥等，直接擊殺癌細胞的治療策略，修改為「免疫調節」與「調節腫瘤微環境」。也就是說，只要免疫系統維持正常狀態，加上調節腫瘤微環境，癌細胞自然不容易生存。

近年來的免疫療法就是如上所述，經由了解癌細胞所處的腫瘤微環境，再藉由基因大數據、生物標記與免疫功能分析的協助，透過部位、病理、基因突變和免疫特性將病患分類，使用個人化免疫療法，減少治療過程中出現的副作用，並尋找在化療、標靶藥中加入免疫療法的雞尾酒組合治療。

換言之，中醫重視整體與宏觀調控、西醫注重局部及微觀處理，在癌症治療過程中如果能夠將宏觀與微觀、局部與整體、體內環境調節與病灶控制有效運用結合，才能獲得更好的療效。

而在癌症免疫療法大浪潮下，我認為調整個人免疫系統來控制癌症，比殺死癌細胞更重要。不一味追求消滅癌症更符合中醫的治病原則，這也是為什麼西醫也有人提出「與癌症共存」的概念！但與癌共存並非不做積極治療，也絕非排斥手術切除腫瘤，有些患者適合先手術再搭配後續治療才有最佳療效。因此，在理念相通的情況下，本書後續會更深入探討如何讓中、西醫結合治療癌症，讓讀者和癌症患者清楚明白這是一個有根據且能執行的最佳抗癌策略。

○癌細胞的特性及招數（下）：壞牆阻隔、捲土重來、腫瘤轉移

招數二：壞牆阻隔免疫細胞靠近癌細胞?!

在門診中許多癌症患者常問我：「為什麼癌症這麼難治？」，也有患者問：「為什麼使用西藥標靶，甚至接受免疫療法，都沒有看到預期的效果（例如腫瘤沒有縮小）？那中醫能提供什麼樣的幫助呢？」

以上是癌症患者常見的疑惑。這時必須向患者說明才能幫助他們了解可能遇到什麼瓶頸？為什麼用藥無效？可以怎麼解決？才能在醫病關係上取得信任，尤其大家對中醫的作用機制往往有許多疑問，而我最常和我的患者解釋其中一個癌細胞機制，就是：「壞牆理論」。

一般說來，免疫系統可以殺滅癌細胞或至少能夠壓制癌細胞增長或擴散，但是實際發

生在患者身上的腫瘤團塊會在外圍形成一道有利於腫瘤的物質，而這個基質可以把它想像成是一道防護牆，稱之乙型轉化生長因子（英文簡寫是TGF-β），我把它稱為「壞牆理論」。在癌症後期，乙型轉化生長因子會促進癌細胞轉化，造成癌細胞更具活性及組織侵犯性，並能抑制免疫反應，使癌細胞不受免疫系統的排除。

究竟癌細胞是怎麼辦到的？又該怎麼突破這樣的窘境讓治療效率提升？

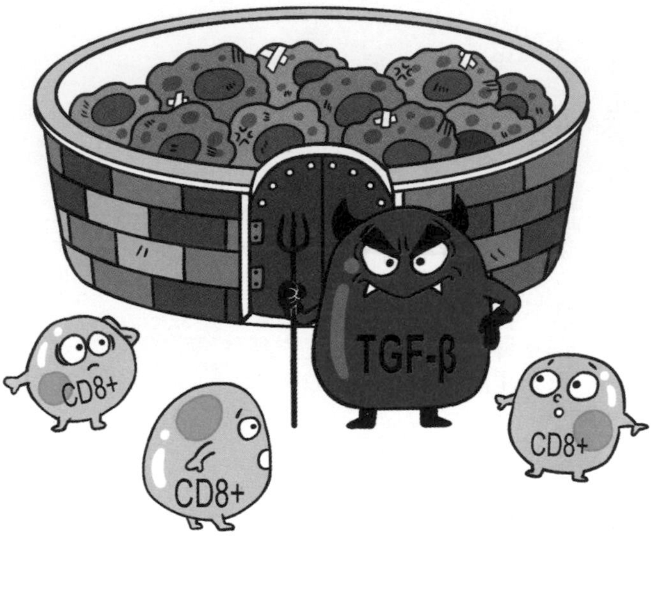

圖八：壞牆理論[4]

在臨床治療上西醫處方要能直接攻擊目標才能產生功效。在這張圖中，牆內中央淡灰色的圓球是腫瘤細胞，而磚城牆叫做 TGF-β 磚牆，旁邊三個 CD8+ 細胞是人體免疫系統中的殺手 T 細胞。

原本T細胞的功能是要靠近腫瘤細胞後消滅腫瘤細胞，但 TGF-β 卻像是守門警衛一樣把T細胞阻擋在外，因此如果沒有把那道城牆打破或者突破 TGF-β 的阻擋，那麼臨床的治癌效果自然無法發揮，尤其當罹癌中後期，使用抗癌藥物無效甚至使用免疫療法時，更需要考量這一個阻礙。

我的中醫治則：軟堅散結，崩解腫瘤

在中醫理論的研究當中，有個治法可以崩解這道城牆，這個治法中醫稱之為「軟堅散結」。科學研究發現軟堅散結藥物具有拮抗乙型轉化生長因子（anti-TGF-β）的作用，傳統中醫會將「軟堅散結」的藥物，比如桃仁、丹參、鱉甲、昆布、海藻等應用在腫瘤癌症上，就能達到卸下外在堅固基質的效果，讓藥物或免疫細胞能夠進去撲殺腫瘤細胞。我在臨床合併使用 anti-TGF-β 作用的中藥或新製劑，在西醫療效不顯著的癌症患者身上，可觀察到後續西藥治癌的功效發揮。

中醫對腫瘤型態的特徵描述常使用「有所結」，所以治療法則必須將堅硬的結塊柔軟消散。這樣的治療概念，可以稱為腫瘤微環境細胞外基質的重新組建。學界發現某些腫瘤中含有很少的T細胞，而且具有較高的乙型轉化生長因子活性，因此造成這種腫瘤接受免疫治療的效果是有限的。實驗證實給予乙型轉化生長因子接受器抑制劑（TGF-β R1-specific inhibitor）可降低腫瘤生長，增加T細胞入侵腫瘤。

軟堅散結所使用的中藥鱉甲，也可看到抑制乙型轉化生長因子訊號的傳遞。有些生技製劑已被證明其成分有調節乙型轉化生長因子的功能。最新的研究指出，此乙型轉化生長因子抑制能力，也與抑制三陰性乳癌有關。

從上述可以得知，軟堅散結治療方法雖然並非以破壞癌細胞當作主要目標，但從中醫理論的智慧裡，確實發現中醫治療癌症的啟發性。現代生物技術製劑的發展，目前臨床應用發現有 anti-TGF-β 作用的醣胺聚醣（glycosaminoglycan，簡稱為GAGs，舊稱為黏多醣，來源牛軟骨萃取），結合具有科學佐證的製劑和中醫的君臣佐使處方，能讓癌症治療效果更加顯著。只要能明確解釋中醫擊破癌症壞城牆的機轉與原理，同時又有科學驗證療效，如此患者就會對後續治療更有信心。

招數三：捲土重來，復發後還產生抗藥性！

有些癌友經過各項治療方法，惡性腫瘤消除了，醫師也說病情控制良好；沒想到，短則半年，久一點則三到五年後，緊接而來的是抗藥性的出現、復發、轉移其他器官……我有不少患者是發生上述情形，印象深刻的是一位中南部前來就診的癌友，十三年內復發八次；也有才因肺癌切除右肺，沒想到短短一年不到左側肺部又發現惡性肺腺癌復發，而且原先的抗癌用藥反應非常差。這些患者經轉介來尋求中醫的幫忙，聽完他們詳述所面臨的問題後，有時候我會反問患者：「你認為短時間內用很強很密集的藥物治療癌症，真的好嗎？」患者聽到這問題通常會很驚訝，並且回應癌症儘快治療心裡比較不會擔憂……，這時候我通常會提供他們不同想法，其中一個新的觀點幫助了不少患者，這個觀點就是由國際期刊 *Trends in Cancer* 提出的「間斷性治療」，與癌共存的理論。

在二〇〇九年，有許多研究提出「將癌症侷限在其病灶範圍，僅針對擴散出該範圍的癌細胞做治療」（參見圖九）。

經過十年後，二〇一九年又發展出了一項新的研究（參見圖十）：

這是二〇一九年由舊金山加州大學所發表的研究，比較「持續用高劑量化療藥密集毒殺癌細胞」以及「以間斷性最低必要劑量慢性控制癌細胞」這兩種治療方式。

- **灰色細胞**（drug-sensitive tumor cell）：對化療藥物比較敏感的腫瘤細胞，容易對治療產生反應。
- **藍色細胞**（drug-resistant tumor cell）：對化療藥物較具有抗藥性的腫瘤細胞，不僅對藥物治療沒有反應，還可能會產生突變。

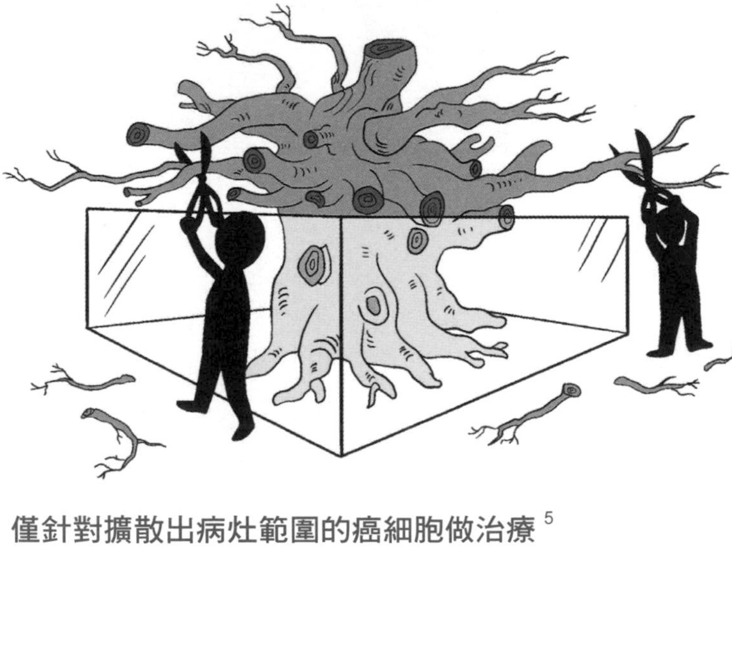

圖九：僅針對擴散出病灶範圍的癌細胞做治療[5]

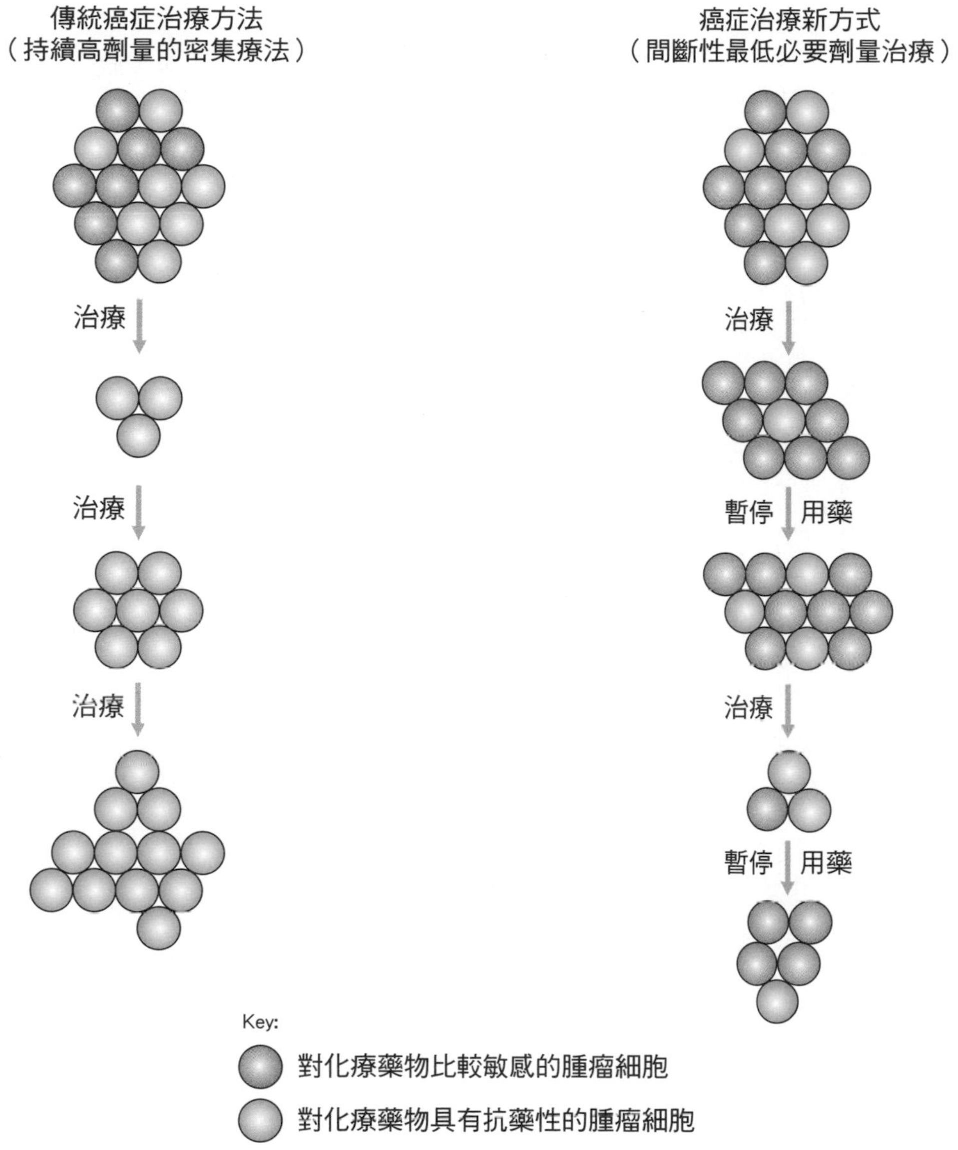

圖十：傳統癌症治療 vs 間斷性治療[6]

Credit: Nilanjana Chatterjee, Trever G. Bivona

左邊圖例——傳統癌症治療方法

傳統治療癌症的方式與觀念是，一開始使用較高劑量的化療藥物，能有效「在短時間內將腫瘤體積快速縮小」，然而這樣的方式會導致一個不好的結果，留存下來的藍色抗藥性癌細胞一段時間後會再起來造反。這些存留下來的藍色癌細胞會不斷分裂、複製、再次產生新的腫瘤，且因為對原本治療藥物具有抗藥性，使得醫師無法找到適合的治療藥物。抗藥性的產生在癌症治療是非常棘手的問題，惡性腫瘤可能因此更為惡性難纏，也是民眾常說的「癌症最怕復發」、「復發的癌症很難治療」的原因。

右邊圖例——癌症治療新方式：間斷性治療

針對同時存在腫瘤團塊中的兩種灰、藍色腫瘤細胞，醫師採用間斷且最低有效劑量的藥物治療方式，來控制腫瘤擴散或成長，而非使用大劑量且連續不中斷的化療藥物治療腫瘤。大劑量藥物治療可能出現嚴重副作用，相反的間斷性低劑量用藥，雖然一時無法讓腫瘤縮得很小，但卻能夠讓腫瘤團塊一直處在藥物能控制的狀態，照我的說法，這是能避免腫瘤變更兇的方法。然而採用什麼治療劑量和頻率，請癌友切記和原主治醫師討論。畢竟用藥治療每個患者都不同，讓專業醫師評估才是上策。

間斷性療法控制癌細胞，優於對癌細胞趕盡殺絕

我治療的看法是，以間斷性療法給予低劑量治療，雖然一開始腫瘤縮小的幅度不如傳統的治療，但這種間斷性低劑量的治療方式，能將對藥物敏感的灰色腫瘤細胞保留在體內，過了一段時間，即使腫瘤稍微長大，由於對藥物敏感的灰色腫瘤細胞還在體內，醫師仍可使用原本的化療藥物來做治療，且能再次有效地縮小腫瘤細胞，而且患者的副作用也相對比較小，保有較好的生活品質，這就是所謂「與癌共存」的方法。

換個角度來說，癌症可以不是敵人，不採用高劑量化療藥物把腫瘤消除，而是間斷性以低劑量化療藥物讓腫瘤得到良好控制。目前間斷性治療的新觀念，在臨床上已有不少患者採用這樣的對策，獲得非常好的腫瘤控制效果，然而這個二〇一九年發表的研究，還需要更多學界的研究，甚至更大規模的臨床研究，才能得到普遍腫瘤科醫師的關注。

招數四：腫瘤轉移，一步步在體內擴散

以我的臨床經驗，癌症形成最令人擔心的是發生轉移，癌症一旦轉移後便難以獲得控

制，並且會一步步在體內擴散。而轉移的來源可能和循環腫瘤細胞（circulating tumor cells，CTC）有關。循環腫瘤細胞就是上述所說，從本身腫瘤團塊位置透過血管壁進入到血液，隨著血液循環到達體內其他的臟器，進而有可能轉移到肝、肺、腦、骨頭等，最後到達某個器官組織停留、長出新的癌細胞，癌細胞因此蔓延全身。

最早是一位澳大利亞科學家 Thomas Ashworth 在癌症轉移的病患血液中發現，並提出循環腫瘤細胞的觀念。其實，體內未達一定體積的腫瘤原本不容易被發現，但自從有了循環腫瘤細胞技術（抽血檢測即可得知），很容易就能

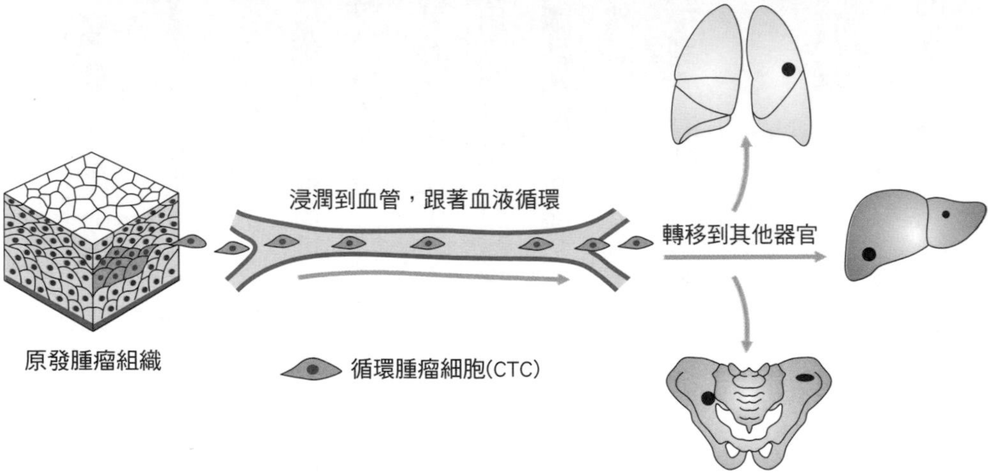

圖十一：循環腫瘤細胞

一九七六年美國癌症專家 Peter C. Nowell 醫師，將循環腫瘤細胞定義為：源自原發性腫瘤或轉移腫瘤，具有離開基底膜與通過組織基質侵入血管能力的腫瘤細胞。

發現癌細胞在血液循環中預備遠處轉移的計謀。

在二〇一四年 Nicola Aceto 教授首先證實導致乳癌轉移的特性，並非是單一循環腫瘤細胞，而是循環腫瘤細胞簇（circulating tumor cells cluster），這些循環腫瘤細胞簇比單顆循環腫瘤細胞，具有更強的轉移能力，而且細胞簇有不易凋亡的特性。

二〇一九年，有些研究者在想如何避免形成循環腫瘤細胞簇這件事，而美國食品藥物管理局（Food and Drug Administration，ＦＤＡ）的一個研究中發現，使用某些強心劑用藥可讓循環腫瘤細胞簇比較容易被打散，也藉由這樣作用的藥劑使用可以抑制癌症的轉移。可是強心劑本是處理心臟疾病的低血壓及心律不整問題的用藥，如果用藥過度可能會造成嚴重的心臟副作用，因此利用這個機制但採用比較溫和的中藥方，會是一個可行的替代方法。例如臨床我使用補氣扶正加活血化瘀的處方取代ＦＤＡ提到的強心劑西藥，一方面幫助患者提升體能維持良好血液循環，另一方面預防腫瘤細胞簇聚集並轉移，這就是我所謂中醫轉譯醫學的要素，這是中醫介入癌症醫療一個新的治療策略。

我的中醫治則對策：活血化瘀合併扶正袪邪，破壞癌細胞轉移

如果以中醫參與癌症轉譯醫學的角度來說，上述的新發現能很快地應用在臨床治療當中，而且早在中醫治療癌症的六大治則中，就有非常重要又貼近上述抑制循環腫瘤細胞簇的治療方式，這個行之久遠的中醫智慧就是「活血化瘀」和「補氣扶正」；可以抑制癌細胞增生、增加身體的免疫功能，改善腫瘤細胞的血液循環。我在臨床的作法是：

活血化瘀

使用活血化瘀藥可以促進血液循環正常，讓腫瘤細胞比較不易形成團塊，並且有機會讓團簇分散，分散的腫瘤細胞，在循環系統中更有機會被身體的免疫細胞殺滅。

補氣扶正

「正」是指正氣，在此意指提高身體的防禦能力，也就是強健我們體內的吞噬細胞、自然殺手細胞（NK cell）以及其他抗癌相關的免疫細胞和反應。

只要同時把「活血化瘀，補氣扶正」這兩件事做好，就能成功地各別擊破落單但想遠處轉移的癌細胞。

臨床上對癌症患者的有效做法是：「未病先防，預防對策」。針對癌友體質辨證下才能決定最精準的用藥，例如容易手腳冰冷、低血壓、頭痛、痠痛的癌症患者，我會使用促進血液循環的藥方（四逆湯、當歸四逆湯、真武湯）及生技製劑（蟲草菌絲體、β－葡聚醣等等），不僅讓血液循環變好、也讓免疫功能提升，如此才能減少腫瘤轉移的機會。

在二〇一七年十月，我的一位患者，當時他在醫院有採用ＣＴＣ的監控，指數是十八，後來他來找我治療的過程中，指數逐漸降至十二，三個月後降到五，最後降到一。至今，都沒有出現明顯腫瘤細胞轉移的現象。因此，我肯定血液循環的好壞，將是決定能否良好控制腫瘤細胞轉移的關鍵。

參考資料

1. A CANCER JOURNAL FOR CLINICIANS (CA,IF = 245)，是由美國癌症學會（American Cancer Society）主辦的一份綜述性、履行同行評議的學術期刊，論文內容涉及癌症診斷、治療和預防。
2. Targeting neoantigens to augment antitumour immunity / NATURE REVIEWS / CANCER VOLUME17 / APRIL 2017 / 209.
3. Gordon Freman, Ph D.Dana Farber Cancer Institute.At CITC Advisory Board. Jan 21.2016.
4. NATURE期刊 "Tear down this wall".
5. Robert (2009) "A change of strategy on the war on cancer." Nature 459, pages 508–509.
6. Polytherapy and Targeted Cancer Drug Resistance." Trends in Cancer. 2019 Mar; 5(3):170 182.

第四章

中醫智慧應用在癌症治療

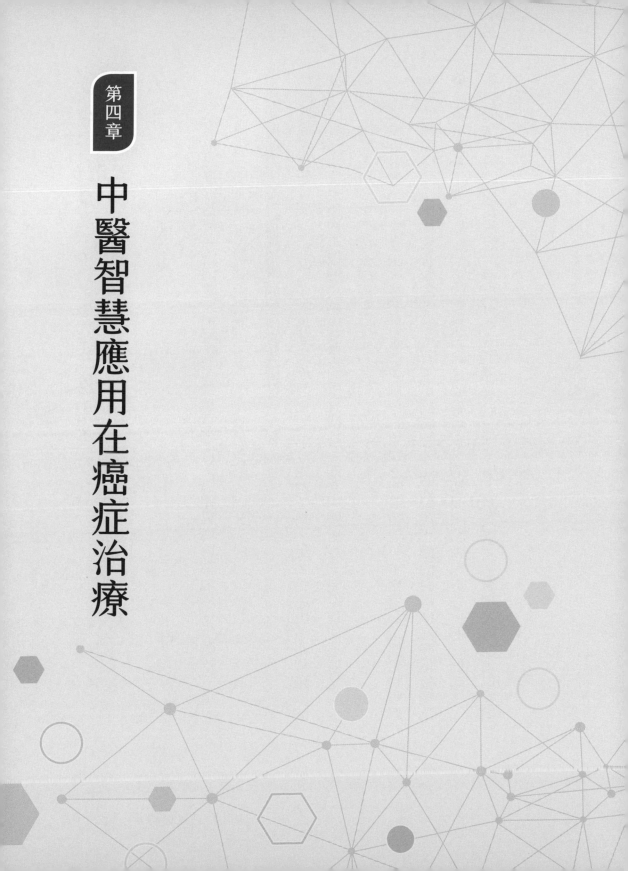

○中醫治療癌症，你應該要知道……

大家都說癌症治療非常困難、很難治，雖然是事實，但如果只單純地用「很難治」這三個字來概括一切，而不說明其中的原因道理，會讓更多的人因此充滿恐懼、慌亂了手腳，不知道如何面對。況且很難治真的全屬真實嗎？

國際醫療研究開發出非常多的癌症治療藥物，至今經過了幾十年，癌症仍然非常難以治療。沒有一個特定藥物可以解決癌症發生的所有機轉，如同中醫所說的君臣佐使或者是對症治療，應該是用多重方法去破解它。

無論是用藥、營養療法，甚至是心情調適、生活作息的改變等等，相信必定能夠讓很難治療的癌症得到一個比較有效的控制。有了這些認知，癌友就能正確面對癌症好好地接受治療，這是我多年來對癌症治療的觀點，也是發表這本書的初衷，讓大家對癌症有新的想法、新的觀念，對於接受癌症治療也有新的選擇及自主權。以下將談談，中醫在癌症上可以提供的幫助。

中醫幫癌友重建身體三個健康力

癌症大致可分為四期，只要被醫師告知罹癌時，無論你屬於哪一分期、有無擴散或擴散程度，在西醫治療控制以外，都可以尋求專業中醫介入輔助調理治療。雖然現在中西醫整合治療還沒有十分完善，但仍能找到專業認證中醫師，藉由合乎正規中醫理論且不影響西醫療程的辨證論治方法來調養。

目前中醫能協助癌友重建身體的健康力，可分三個面向來說明：

1. 抗病力

抗病力是指我們身體的免疫系統。免疫系統可以偵測體內的各類病原體和有害物質，並將這些物質與生物體自身的健康細胞和組織區分出來。身體的免疫系統非常重要，尤其

表六：癌症分期

第一期	腫瘤侷限一處，沒有擴散跡象。
第二期	腫瘤已擴散到鄰近的淋巴結，但沒有波及其他器官或組織。
第三期	腫瘤除了擴散到鄰近淋巴結外，還波及周圍器官或組織。
第四期	腫瘤已擴散到遠處部位。

※ 第一、二期屬「早期」，治療後痊癒機會高；
第三、四期屬「晚期」，復原及活存的機會較差。

正在接受癌症治療時，透過中醫讓身體的免疫系統提升，可使西醫治療得到更好的效果。

2. 代謝力

代謝力是指在癌症治療的過程中，由於接受藥物或其他治療方法，身體產生抗癌作用過程中，好壞細胞都會受到傷害而凋亡，以上這些癌細胞或好細胞凋亡的代謝物或是治療後的藥物代謝產物，若能經由代謝機制正常排出的話，將有助於身體的運作功能正常化。

3. 修復力

接受癌症治療的身體，就像經歷一場戰爭的受損戰地，當我們必須不斷重建身體時，最需要的就是「修復力」。修復期間身體需要很多營養供應，包含蛋白質、好的油脂（每個細胞膜形成都需要好的油脂來組成）、生長因子、膠原蛋白，甚至血管新生供應局部加快修復，及身體正常存在的組織都需要修復。我們常聽到癌友接受治療後不斷產生疲憊、食慾不佳、精神不濟、逐漸消瘦等情況，這時候協助癌友讓腸胃道黏膜變好、提升精神體力，這些改善才能讓食慾提高攝取充足營養，這在修復身體過程是相當重要的一環。

綜合上述，西醫的不同治療方式會對身體產生不同影響，這時中醫介入和西醫合併輔助治療，不僅僅能為癌友帶來明顯的身體狀態改善效果，而且對西醫後續治療也會有更好的承受力和成效，因此在腫瘤科醫師的統計上發現，癌症患者在西醫療程中自行接受中醫輔助的比例高達六五％以上。

面對癌症，抗病力（扶正祛邪）如此重要！

我們從前面文章已了解，癌症發生過程會導致身體產生發炎反應。如果我們沒有解決發炎反應，就會造成局部病灶產生病變，而病變沒有及時處理，癌細胞就會在這個環境和條件下癌變，甚至引發癌症變嚴重或轉移、復發等等風險。所以這一連串的病理過程當中，如果在發炎產生時就把它控制住，這就是抗病力的重要性。大家如何提升抗病力來降低發炎反應？我將從三個不同族群來做說明：

1. 一般日常生活者

大家要重視規律的生活作息（睡眠時間）、均衡飲食、環境、運動……等，上述看似老掉牙的口號，卻是最簡單又常被大家忽略的基本功。

2. 高壓力工作者

這個族群可能需要熬夜，或是工作、生活環境裡會遇到不可避免的壓力因子，必須更積極地提升抗病力。例如，充足睡眠增加身體的抗病能力；多運動釋放壓力等。

3. 癌症患者

無論你是哪一期的患者，想預防副作用或是正在治療過程中，你都要更積極提升抗病力。對於癌友來說，我會使用活血化瘀、清熱解毒的處方來減少發炎物質的累積、促進發炎物質的排除，這兩個治則能增加身體抗病能力，提高癌症患者治療的效果。

總結來說，不管有病沒病我都非常強調扶正祛邪（抗病力），而且要落實在生活之中，這樣面對疾病侵犯的時候，抗病力強的人自然就不需要太擔心和恐懼，依舊能保有一定的生活品質。

中藥補氣補血提升抗病力

國際生化與分子生物學聯盟（International Union of Biochemistry and Molecular Biology，IUBMB）第二十四屆代表大會，於二〇一八年六月四日在韓國首爾盛大展開。唐獎首屆生技醫藥獎得獎人本庶佑博士，也是最新癌症免疫抑制劑療法中 PD-1 的發現者，在會中發表唐獎專題演講（Tang Prize Lecture），提出細胞內粒線體活化，可能是提升免疫療法有效性的指標。

粒線體是我們身體細胞的能量工廠，粒線體飽滿充盈，體力會充沛不絕。不僅如此，從上述最新的科學研究得知，細胞內粒腺體的活化，可能是提升免疫力抗癌的重要關鍵。但要如何提升自身的免疫力？我的看法是運用中醫的補氣補血是一項有效的方法。前國立陽明大學新藥研究中心主任吳榮燦，在協助建置經濟部中草藥知識庫以及新藥研究期間，他發現中藥其實不比西藥藥效差，可以利用中醫典籍提供的人體使用經驗用於對抗疾病。他發現中藥如黃精、何首烏等天然藥材能促進粒線體合成，並發表重要科學學術論文。

舉例來說，古人使用黃精，俗稱「仙人飯」，可以補氣補血；對於虛弱的患者，有補肝腎的效果。現在綜合吳榮燦與本庶佑兩位學者的研究，我們可以明白在癌症治療的同時，除了提升免疫力，還要補氣補血，而背後的原理就是提升粒線體的活化與合成。近年中醫中藥的癌症治療逐漸受到重視，透過天然中藥材的輔助，相信能讓癌症的治癒率更提升。

近期，國家衛生研究院癌症研究所的李岳倫博士，在他臉書「李岳倫癌症科學研究室」也提及了〈中藥蟲草與癌症的距離〉一文，指出冬蟲夏草（cordyceps sinensis）是一種真菌，歸類蟲草屬，感染昆蟲後寄生在昆蟲身上長出的菌蟲複合體。除了冬蟲夏草外，還有另一種相似的蟲草，寄生在昆蟲的「蟲蛹」上，稱為蛹蟲草（cordyceps militaris），被認為其內含成分與冬蟲夏草相近。一九五〇年，德國科學家從蛹蟲草中分離出一種抗菌性物質，命名為「蟲草素」。最近國衛院成功揭開「蟲草素」減少血管增生與抑制腫瘤生長的祕密。

中藥強化免疫力的方法

方法一：提升免疫單核球的數量與活性，藉此增加偵測和殺滅病毒的能力。中醫的觀點認為，若要讓免疫系統做出初級免疫反應，就必須強化免疫系統的活性和數量。

常用中藥：黄耆、人參、當歸。

方法二：加強T細胞有效辨識不正常細胞、B細胞產生有效抗體並強化免疫記憶。我們身體有第二道免疫防線稱為「特異性免疫功能」，也就是免疫細胞T細胞和B細胞。

- T細胞：會自動找出不正常的細胞，並快速、精準地攻擊。
- B細胞：具有免疫記憶的功能，會因不同的刺激產生最佳抗體，才能有效抵制各種不正常細胞產生。

免疫逃脫最可能的原因之一就是細胞變異，免疫系統不容易辨識變異的細胞，之後一連串的癌化過程，最後會導致人體的免疫細胞無法對抗癌細胞。因此，對於腫瘤細胞就是要加強T細胞有效辨識、B細胞產生有效抗體並強化免疫記憶。

常用中藥：傳統真菌類用藥的靈芝、蟲草、茯苓。

服用中藥的禁忌與注意事項

避免同時服用的中西藥

對於癌症患者來說，許多人服用西藥的同時，還會採用中醫藥來調養身體，然而有些中西藥物的交互作用除了會降低藥效，還會產生副作用使身體不適。這些都必須要讓專業中醫師或西醫來評估。以下列出一些會造成衝突的藥物，必須避免同時服用：

手術前

西藥：抗凝血劑（warfarin）、抗血小板劑（阿斯匹靈）

中藥：當歸、紅花

影響：不能同時服用，會增加出血風險。

化療期間因副作用嚴重腹瀉者

西藥：氧化鎂、通便劑等

中藥：大黃、決明子、番瀉葉等

影響：容易造成腸胃道刺激而加劇腹瀉反應。

使用賀爾蒙抑制劑治療的癌症患者

西藥：賀爾蒙類製劑、大豆異黃酮、蜂王乳類的營養品等

中藥：當歸、人參、芍藥等

影響：這些中藥可能干擾賀爾蒙作用，但沒有明確研究佐證。例如賓夕法尼亞大學，曾經針對一千多位乳癌患者（一千五百多位對照組）做過研究，回溯得乳癌前是否有服用過促進雌激素的草藥或營養補充品，結果顯示這些草藥或營養補充品不會增加更年期婦女罹患乳癌風險。回到臺灣中國醫藥大學賴榮年教授的研究，也發現曾經服用包含人參的中藥處方，比起完全沒服用者，罹患子宮頸癌風險顯著降低；研究更發現使用西藥泰莫西芬（tamoxifen），隨著累積劑量增加，子宮內膜癌發生風險會升高。

無論中西藥，影響條件有些是劑量，有些是使用時機，因此讓專業中醫師或西醫把關用藥，是最好最安全的選擇。

同時服用中藥和西藥需間隔多久時間？

吃中藥和西藥需要間隔多久？能不能同時吃？首先我們必須先知道你吃的西藥是哪一類別的藥物？感冒藥、胃藥還是助眠藥？以中藥來說，暫時不區分是哪一類作用藥物（補氣、清熱退火解毒……下一段會論述），簡單來說，兩者間隔三十分鐘至一小時都可。最好的方式是讓醫師了解你目前正在服用什麼藥，這樣比較好說明並給予建議。如果你看中醫，屬於傳統科學中藥，就是健保有給付的中藥粉，由中醫師來說明中藥怎麼吃是最好的。西藥部分因為有醫師及領藥的藥師，所以諮詢藥師是最好的方法。一般而言，西醫如果聽到患者說有在吃中藥時，因為他們對中藥不甚了解，所以常常會建議患者不要吃中藥。這也是本書論述中藥作用機制，以期達到良好中西醫雙向溝通的目的。

服用中藥的時機

用藥時機在中醫理論上可以稍做以下區分：白天是補氣的最好時間點。因為服用補氣藥是讓你有元氣、有精神，可以在早上空腹吃或是午餐之前十一點左右服用。而服用補血藥最好的時間點是在傍晚空腹吃，吸收比較好。而當身體有了發炎、喉嚨痛、感冒等症狀時，這屬於清熱退火解毒的藥，可以選擇在飯後吃，比較不會刺激腸胃。

中醫的時間醫學

中醫時間醫學牽涉到時辰、十二經絡循行的時間，兩個小時算一個時辰。有個研究這麼說：同樣的藥物，在一天當中不同的時間點服用產生的效果會有差別。這是一個非常有趣的時間醫學觀念，稱為時間醫學的藥物動力學。根據研究，上午十點是腫瘤細胞生長最活躍的時段，正常的細胞則在下午四點最活躍。因此如果同時中、西醫合併治療癌症者，可在白天使用抗癌藥物（但確切的用藥時間還是要依據西醫醫囑），傍晚到晚上睡前這段時間就適合服用中藥。

◎善用中醫五大治則讓免疫系統對抗癌症

除了中醫辨證論治這種個人化的治療以外，如何將不同中醫癌症治則，應用在不同階段的癌症病程中，是一個很重要的主題。此章將詳細說明對應不同癌症病程，中醫可以提供怎樣的幫助，以及其所使用的治則之原理。

癌症病程及中醫處理治則

第一階段

癌症形成→即將接受西醫治療→扶正祛邪、清熱解毒

西醫療程順利（控制良好）

1.避免癌症復發、轉移↓扶正祛邪、活血化瘀

西醫療程不順（控制不好）

1.療程無效↓扶正祛邪、軟堅散結、養心安神、活血化瘀

2.復發、轉移↓扶正祛邪、養心安神、活血化瘀

3.癌末↓扶正祛邪、清熱解毒、活血化瘀、養心安神

- **扶正祛邪：**調節人體氣血、臟腑平衡，扶止中藥、方劑具有促進免疫作用。
- **清熱解毒：**常用治法，屬「攻邪」作用，清熱法常與利溼法、解毒法和化瘀散結法等併用。
- **活血化瘀：**癌症為外邪內聚、氣滯血瘀、痰凝毒聚所引起，此治法可打通血脈瘀阻和氣滯血瘀。

表七：中醫治則與西醫觀點

中醫治則	西醫觀點
扶正祛邪	活化免疫細胞，增強抗病體力。
清熱解毒	減少自由基傷害、調節解毒代謝功能。
活血化瘀	抗凝血、抑制血管新生、抑制腫瘤團簇。
軟堅散結	改變腫瘤表面訊號、調節細胞間質狀態。
養心安神	調節腦神經與全身系統抗癌的能力。

・**軟堅散結**：癌細胞組織增生和聚積，長期不散而質地較結實。此治法使堅實的腫塊軟化和消散，讓結滯的身體機能恢復。

・**養心安神**：有助於治療過程心情穩定，安定心神幫助睡眠，維持體力、精神和心情。

中醫治則智慧之一：扶正祛邪

《黃帝內經》有云：「虛者補之」、「損者益之」、「形不足者，溫之以氣；精不足者，補之以味」。

扶正祛邪又稱扶正固本或扶正培元，是中醫治療疾病的主要治則之一。扶正祛邪的「扶正」為提升人體抗病能力、提高免疫功能，增加免疫系統作用；「祛邪」就是幫助身體抵抗病菌病毒以及癌細胞等。人們會感染疾病，就是因為體內的正氣不足，邪氣才會趁虛而入，或者體內邪氣打敗正氣。

扶正固本是中醫治療腫瘤的基礎，很多研究已證實，中藥之所以能夠抑制腫瘤，主要是透過提高人體免疫功能來發揮作用。所以，治療疾病首要就是扶正祛邪，幫助改變體內正邪的勢力對比，正氣增加、祛除邪氣使其減少或消失，癌症等其他疾病自然不能危害健康。如果正氣代表免疫力，扶正就等於提升免疫力，為了達到活化狀態，免疫細胞需要更高水準的粒線體能量（補氣）。

中國傳統中藥，如：人參、枸杞、茯苓、靈芝或冬蟲夏草等等含有所謂多醣體。其中多醣體的 glucan 成分，學界也有明確研究顯示，真菌中萃取出來的β－葡聚醣（β-1-3,1-6-glucan）對於提升免疫力有重要影響。以下簡單說明：

一、人體的白血球數量不夠時容易感染，因此想要提升免疫力的作用必須要能增加白血球數量。β－葡聚醣能在體內刺激骨髓的造血前驅細胞（hematopoietic progenitor cells, HPCs），造血機能因此能被激活，而在化療或放療後白血球數量低下時，β－葡聚醣能促進白血球快速增生，恢復身體基本抵抗力，減輕放療與化療引起的不良反應，這是抗發炎和抗感染的重要關鍵（圖十二）。

二、可幫助白血球減緩因為細菌內毒素ＬＰＳ所造成的免疫功能低下，這可以科學解釋中醫所謂的氣虛（衛氣虛），其機轉是藉由β－葡聚醣（β-glucan）在白血球內促進代謝機制，增加細胞能量產生主要的三磷酸腺苷循環（TCA cycle），接著增進白血球對外來物的免疫反應，當然也包含抗感染或抗腫瘤等免疫機轉（圖十三）。

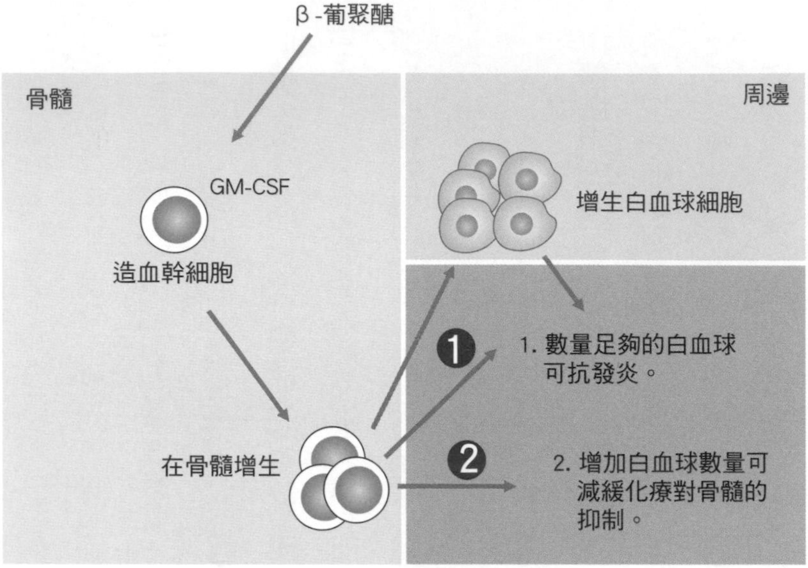

圖十二：β- 葡聚醣幫助白血球增生機制

β- 葡聚醣能藉由顆粒單核球群落刺激生長因子，在骨髓中刺激造血幹細胞增生白血球，因此產生兩個作用：

1. 數量足夠的成熟白血球有抗發炎作用。
2. 增生白血球數量（化療副作用會抑制骨髓生成白血球）。

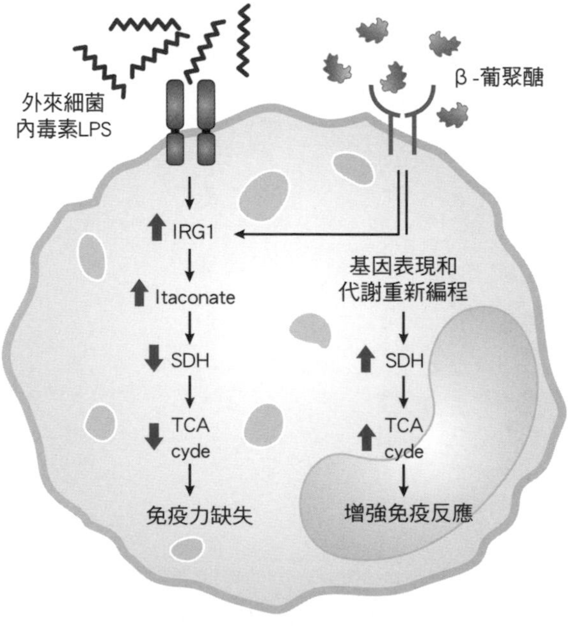

圖十三：β- 葡聚醣減緩因毒素造成的免疫功能低下

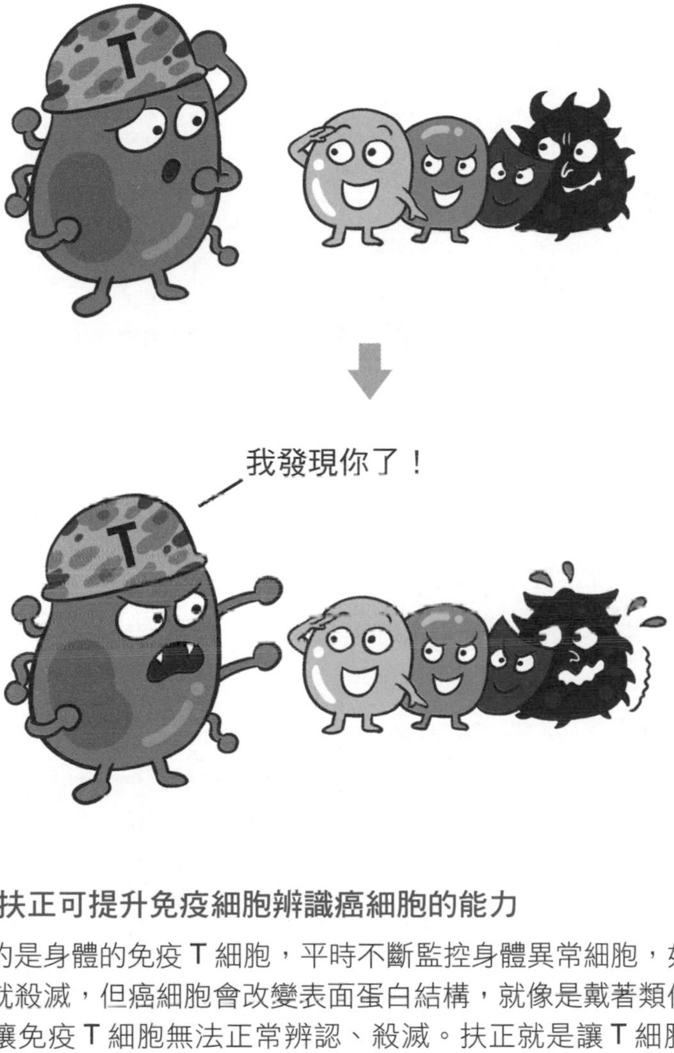

圖十四：扶正可提升免疫細胞辨識癌細胞的能力

戴著軍帽的是身體的免疫 T 細胞，平時不斷監控身體異常細胞，如果找到異常細胞就殺滅，但癌細胞會改變表面蛋白結構，就像是戴著類似好細胞的面具，讓免疫 T 細胞無法正常辨認、殺滅。扶正就是讓 T 細胞可以辨識出隱藏在面具底下的異常細胞。

扶正祛邪對抗癌症的作用機轉

- 增加免疫球數量，監控癌細胞避免擴散、轉移、復發。
- 治療癌因性疲憊，免疫功能低下時也是中醫所謂氣虛的表現，氣虛和疲憊感是有相關性的。
- 增加免疫細胞對抗癌細胞的活性，檢測科學技術發展，未來可藉由免疫檢測得知服用β－葡聚醣製劑後，自然殺手細胞 NK cell 活性改變狀態。
- 提升免疫細胞辨識癌細胞的能力，避免癌細胞逃避免疫攻擊反應。
- 減少壓制免疫反應的髓源抑制性細胞ＭＤＳＣ（在髓源細胞類型中，它們會抑制免疫活性），減少癌細胞產生的免疫抑制作用。

中醫治則智慧之二：軟堅散結

傳統中醫對腫瘤形態描述為「有所結」，也早就有「結者散之」、「堅者消之」的對應治療論述，因此，能使腫塊軟化、消散的藥物稱為軟堅散結藥。有研究說明一些軟堅散結中藥，具有抑制腫瘤生長、降低侵襲性、預防其轉移的功效。這類中藥有：山慈菇、生半夏、夏枯草、海藻、鼈甲、昆布……等等。近期海洋藻類的用藥研究，發現癌細胞會分泌細胞激素乙型轉化生長因子（transforming growth factor beta，TGF－β），TGF－β會參與癌症的發生與轉移，它會傳遞抑制訊號給免疫系統，造成原本應該活化攻擊癌細胞的免疫細胞活性降低，因而引發癌症的產生、增長或轉移。而許多中藥，例如：海藻、桃仁或鱉甲具有抗乙型轉化生長因子的作用稱之為Anti-TGF-β。

另外，在腫瘤周圍的纖維母細胞（這些跟癌症有關的纖維母細胞被稱作cancer-associated fibroblast，CAF）所形成的防護罩，也會阻擋免疫細胞進入腫瘤團塊去攻擊癌細胞，因此，軟堅散結這樣的治療概念，可以導入腫瘤微環境細胞外基質的重新組建（reorganize extracellular matrix，ECM of tumor microenvironment，TME）。簡單解釋就是，改變腫瘤所塑造的環境，讓原本適合腫瘤的微環境改變成不利腫瘤細胞增生的微環境。舉例來說：癌細胞若要快速分裂增殖，必須有大量的營養和氧氣，因此癌細胞會發出信號，促使周圍微血管的增生以取得養分。海藻、桃仁或鱉甲等中藥可抑制血管新生，阻斷癌細胞取得營養及氧氣的機會，進而達到抑制癌細胞的增生與擴散。

不少科學研究中，發現天然物質中有些含有天然複合物具有Anti-TGF-β作用，門診我會搭配使用醣胺聚醣（軟骨粉）營養製劑，其功效與中醫軟堅散結相同，可以有效抑制血管新生藉以阻斷癌細胞取得營養及氧氣。

約翰．普頓醫師是軟骨與免疫學研究基金會的主席，具有哈佛大學醫學博士和哥倫比亞大學醫學科學博士學位，在一九八五年，普頓博士曾經於紐約的 Doctors Hospital 發表三十一個不同型態無法動手術的癌症個案，包括神經膠母細胞瘤（腦部）、胰臟癌、直腸癌、子宮頸癌及肺癌，一九九四年也分析了八十個癌症案例，在這些案例中，顯示協同治療降低化學治療所引起的副作用有六〇％左右，第三、四期的癌症患者協同化學治療，平均延長五年以上長期生命的比率高於單使用化學治療。這或許是千百年中醫智慧和近幾十年西方醫學研究互相驗證的線索之一。類似軟骨或膠原成分，其濃度與活性在免疫學和腫瘤微環境的抗癌作用也一直被研究至今，雖然未能有學者拿來和傳統的中藥海藻、鱉甲做比較，但兩者機制都是能有效抑制癌細胞的增生和擴散。

軟堅散結對抗癌症的作用

- 幫助修補在放化療期間被破壞的黏膜。
- 讓細胞生長周圍基質正常化。
- 抑制腫瘤血管生成。

• 抑制腫瘤、降低侵襲性及預防轉移。

中醫治則智慧之三：清熱解毒

中醫對毒的定義很廣泛，凡是對身體有害者皆稱為「毒」。例如：上火、發炎、寒毒、熱毒、溼毒及外來化學毒素等等。就現代醫學的角度，體內自由基也是一種毒，當體內自由基過多就會加劇身體發炎反應，反之，發炎也會導致產生大量自由基，二者相互刺激形成惡性循環。

清熱解毒是中醫癌症合併治療其中一項治則，包含直接抑制癌症發展的治療，或者是針對西醫治療副作用的緩解；透過具有清熱解毒功能之處方來調理體內狀態，進而控制腫瘤的發展。若用現代醫學來說，可解釋「清熱」為「清除自由基、降低慢性發炎」。清熱可以退火，例如：癌症造成身體慢性發炎、或西醫治療過程的黏膜發炎破損。「解毒」是指排除體內毒素，可幫助肝臟排除治療過程產生的代謝產物、藥物殘留或身體致癌物質排除。

我們身體的排泄管道主要有三：大便、小便和皮膚代謝，因此，清熱解毒處方一般具有幫助排便或小便的功能。因為大便是肝臟代謝解毒後排除的管道，小便是水溶性物質經由腎臟代謝後排除的管道。要注意的是，清熱解毒中藥一般性味偏為苦寒，味道嘗起來苦澀、性質偏寒涼，因此不適合長期使用，尤其是癌症患者，使用清熱解毒一小段時期，當身體機能矯正回來後不能長期使用。如果長時間使用會造成脾胃虛寒腹瀉，那就演變成臺灣俗語：「鐵打的身體不堪三天的腹瀉」，這對癌症患者的修復養病抗癌非常不利。

常見的中藥材：連翹、板藍根、金銀花或蒲公英等具有清熱解毒功能，也就是具有西醫抗發炎作用的意思，而抗發炎被認為對癌症治療具有重要意義，其背後作用機制根據科學研究來分析可以分為：

- **清熱**：平衡細胞組織間的氧化壓力（balancing of oxidative stress），包括降低體內自由基。
- **解毒**：啟動細胞解毒新陳代謝的機制（detoxification metabolism），透過不同階段酵素（Phase I、II enzymes）的作用，降低有毒物質的累積（包含致癌物質的清除）。

過去許多營養專家建議多食用深綠色蔬菜幫助抗癌的原因，可從下面的研究看出端倪。十字花科蔬菜，例如蘿蔔、花椰菜被認為屬於「甘寒養陰」的食物，經由最近研究指出其所含的「蘿蔔硫素」（sulforaphane）成分，可透過活化一種轉錄因子 Nrf2（Nuclear factor erythroid 2 related factor 2），增加 Phase II 酵素活性，以達到「解毒」功能。無論從營養製劑或中藥材作用來看，具清熱解毒功能的製劑，可作為對抗癌症的天然藥物。

清熱解毒對抗癌症的作用

- 抗發炎。
- 消除自由基與導致發炎之新陳代謝產物。
- 修復黏膜發炎潰爛。
- 控制腫瘤及其併發症、改善癌症患者生活質量。

中醫治則智慧之四：活血化瘀

學者研究腫瘤的微環境，發現腫瘤團塊內會出現血液循環不良的現象，許多的代謝物質無法排出、氧氣等等也無法進入，這會造成微環境不利於免疫系統發揮全部功能。這樣的狀態是有利於腫瘤細胞，而不利於正常細胞的生存，這種病理現象類似中醫所說的血脈瘀阻或瘀血內積。簡單來說，腫瘤的內在環境和血液的凝滯有關。學者研究從腫瘤細胞的環境可以看到血液不流暢、氧氣不足、血小板過多的現象。在臨床治療的過程中，我把中醫的活血化瘀治則放在癌症合併治療上，能觀察到原本西醫治療效果不好的癌症患者，開始有改善的趨勢。

在這個治則執行前，偶而會遇到癌友或其家屬詢問，請問陳醫師使用活血的藥，會不會讓癌細胞因此轉移擴散？答案是不會，這個問題存在已久，也必須用比較科研的道理說明。活血化瘀藥不會讓腫瘤擴散，反而能抑制腫瘤造成的血管新生，因此能抑制惡性腫瘤大小，而且不用擔心活血化瘀藥物會把腫瘤帶往其他地方，因為腫瘤細胞的種子和泥土效應（詳見下方種子與土壤理論），腫瘤細胞只要離開適合腫瘤的微環境，便不利於生存，而且免疫系統也更容易殺滅落單的腫瘤細胞。

直到二〇一五年，發現外泌體（exosome）是癌細胞轉移的「拓荒者」，此為支持假說的重

種子與土壤理論（seed-and-soil）

佩格特醫師（Stephen Paget）於 1889 年提出著名的「種子與土壤」（seed-and-soil）轉移假說，他發現轉移的目標器官並不是隨機的，而是有明顯的器官偏好。腫瘤會轉移到特定的組織或是特定位置的骨骼，並非是「隨機擴散」的，而是被轉移的組織或位置有特殊的性質，可以讓腫瘤落地生根。

要證據，許多研究發現腫瘤細胞會釋放外泌體，當腫瘤外泌體隨著循環被其他細胞吸收後，其所攜帶的訊號分子（核酸ＲＮＡ）就會先改變健康細胞環境，藉由調控免疫反應及血管增生來改變成腫瘤有利微環境，讓之後的癌細胞來落地生根，因此腫瘤外泌體可說是在腫瘤轉移中扮演拓荒者的角色。

活血化瘀法簡單來說，就是改變腫瘤內部血液流暢的功能、降低血液黏稠度，供應足夠氧氣給正常細胞（腫瘤細胞比較耐缺氧）、調整酸鹼PH值，以及改善局部組織通透擴散效應等等（腫瘤團塊比較硬結成塊）。因此，活血化瘀具有通行血脈、消散瘀血、抑制結締組織增生、抑制腫瘤生長以及消除腫塊等作用。使用活血化瘀藥，可以讓腫瘤細胞不形成團塊並讓它分散，並針對分散的腫瘤細胞，讓它在循環中可以被免疫細胞殺滅。

只要同時把「活血化淤、扶正祛邪」這兩件事做好，就能各別擊破落單但想遠處轉移的癌細胞。同時改善腫瘤病灶的血液循環、增加局部腫瘤含氧量，對抗腫瘤細胞增殖、浸潤、轉移。此外，還能提高癌細胞對化學治療、放射治療的敏感性，並能改善腫瘤的高凝血狀態，抑制癌細胞黏附血管內皮細胞上，提高抗癌藥物在局部的濃度。

所謂「瘀血不去，新血不生」，臨床上常用藥物，包括：當歸尾、赤芍、川芎、丹參、桃仁、紅花等等中藥材。在使用時必須根據腫瘤的性質、部位和患者體質以及腫瘤的分期等

活血化瘀的特殊方劑

2020 年 4 月和遵循傳統中醫的黃庭醫學會林老師討論到關於中醫臨床使用方劑治療癌症的用藥搭配，針對有無特殊中醫中藥方劑，老師舉出兩個唯二使用昆蟲的特殊傷寒經方：

抵當湯：使用水蛭、蝱蟲，因為這兩種昆蟲以吸血維生，其含有破壞血液凝集的作用，所以使用在中醫治癌活血化瘀的治則上。目前已知在腫瘤微環境當中，血液常常是濃稠的，以致造成腫瘤內部呈現缺氧狀態，也是瘀的狀態。活血分為推動與回流兩種作用，藉此增加血液循環，達到破壞腫瘤微環境的狀態，周邊白血球也比較容易進入，辨識出腫瘤細胞以攻擊之。

大黃䗪蟲丸：使用更多昆蟲藥物，同樣具有抗凝血、抑制血栓形成的作用，此方劑也屬於中醫治癌活血化瘀的治則。雖然此方劑君臣佐使皆備，但因本身屬於破血藥，過於峻猛傷正，意思是容易影響到患者的正氣、元氣，也就是一種維持自身健康狀態的能力，使用上一定得注意攻補兼施。因此我治療會搭配使用扶正袪邪的處方。「攻補兼施」也是中醫治療癌症與西方醫學用藥一個很不一樣的角度。

不同情況運用。

活血化瘀對抗癌症的作用

- 分散腫瘤細胞讓腫瘤細胞易於被免疫撲滅。
- 直接抑制癌細胞增生。
- 對抗腫瘤細胞增殖轉移。
- 抑制癌細胞產生種子和泥土效應。

中醫治則智慧之五：養心安神

許多研究顯示，心理壓力與癌症產生和轉移存有關聯性。我在臨床問診中發現，許多檢查發現腫瘤確診的患者，多半在發生腫瘤前幾個月當中有持續性的負向情緒，這些情緒尤其以背負壓力、極度憂傷和恐慌焦慮這幾種為主，所以如何減輕癌症患者的壓力，使他們的心靈平靜和減輕焦慮感將有助於控制腫瘤的進展。中醫時常提到多怒傷肝、多思傷脾、過度恐懼傷腎，因此情緒影響健康是真真確確的事實。科學研究來說明，全美最佳癌症醫院德州大學安德森癌症中心（University of Texas MD Anderson Cancer Center）的整合醫學計畫主任羅倫佐・柯亨（Lorenzo Cohen），他的專長是研究腫瘤學與行為科學，他指出：「壓力對身體有非常大的影響，壓力使身體更容易罹患癌症。」

同時許多研究已證明，壓力與癌症之間的關聯性，包括：至少有一百六十五項研究的結果顯示，與壓力相關的社會心理因素跟較高的癌症發生率有關；通常來說，短期壓力對人體並不會有嚴重影響；然而，長期的高壓會使大腦釋出荷爾蒙信息，刺激腎上腺（主要的壓力腺體）釋出皮質醇和腎上腺素之類的荷爾蒙，進而造成細胞長期暴露在這些壓力荷爾蒙之下，便會引發各種健康問題，例如：使體內自由基增加，導致DNA和免疫功能受損。長期的壓力會產生大量的「細胞激素」，這種發炎性蛋白會增加發炎的可能性，刺激身體分泌血管內皮生長因子（VEGF）及其他會促使腫瘤細胞生長的生長因子等等。

其實，養心安神治則無論是對癌症治療還是一般疾病的調養，都是重要的環節，因為有穩定的情緒和充足平穩的睡眠，是身體內分泌和神經系統平衡重要的生理基礎，而且根據研究有良好充足的七到八小時睡眠，才能完整修復補足人體免疫細胞數量（四兆左右）。加州大學洛杉磯分校所進行的睡眠和抗癌研究，顯示睡眠不足時，對抗癌症的免疫細胞會立即受到影響，研究人員的測試，顯示了相對於一晚八小時睡眠，一晚只有四小時睡眠的人（例如熬夜凌晨三點睡覺，早上七點起床），其免疫系統中的自然殺手細胞會減少七〇％。

臨床中醫師不僅僅要治療癌症本質問題，也必須調理癌友的心理與情緒壓力。罹患癌症很容易產生憂鬱或焦慮傾向，中醫養心安神更明確且直接的效果，可從過去我曾經服務過的醫學中心——長庚醫院，所發表的一個研究來說明。此研究結果顯示，癌症患者接受傳統中醫養心安神處方（主要為天王補心丹、酸棗仁湯、加味逍遙散等等），治療憂鬱症狀之不分期別攝護腺癌病患，具有較高的整體存活率，也降低了五八％的死亡風險（相較於完全未接受中醫治療之攝護腺癌病人）。

養心安神對抗癌症的作用

- 能減少癌因性疲憊產生的影響。
- 調節自律神經的穩定平衡，提高免疫系統正常發揮有助於身體抗癌與修復。
- 穩定癌症患者內分泌系統，調節內分泌失調現象。
- 幫助患者恢復正常生活作息，有良好睡眠品質和正常運作的五臟六腑，才有好的精神體力和腸胃消化營養吸收等基本生理功能，才能跟癌症做長期抗戰。

表八：五大中醫治則在不同癌症階段的應用

傳統中醫癌症治則	中醫醫理	科學原理推論	癌症治療應用階段
1. 扶正固本法	調節人體氣血、臟腑平衡。	增強免疫功能。	全階段。
2. 清熱解毒法	排除有害物質以及火熱毒邪的影響。屬「攻邪」作用。	增加抗氧化能力和抗發炎，以及幫助身體代謝排毒。	末期不適合大量使用。
3. 活血化瘀法	打通血脈瘀阻和氣滯血瘀。	抗凝血，以及抑制腫瘤血管異常新生。	腫瘤治療期和觀察期需謹慎，避免遠處轉移。
4. 軟堅散結法	使堅實的腫塊軟化和消散，讓結滯的身體機能恢復。	改變腫瘤表面訊號，以及改善腫瘤周圍微環境。	西藥治療成效不佳時。
5. 養心安神法	幫助睡眠，維持體力、精神和心情。	平衡神經與內分泌系統，調節抗癌免疫能力。	全階段。

○中醫介入輔助西醫治療，療效更佳

門診中，很多癌友常問我，在接受西醫治療的同時，可以進行中醫調理治療嗎？以經驗來說，雖然中、西醫的治療切入點和方式可能截然不同，但中西醫合併治療不僅沒有衝突，還可達到相輔相成的效果。尤其國家健康照護政策也大力推行中西醫合併治療，以提供罹癌民眾更多治療管道來獲得更好得療效。這可以從衛福部最新的癌症照護計畫得知，自從二〇一九年一月一日，衛福部中央健康保險署針對癌症患者，開設「全民健康保險中醫癌症患者加強照護整合方案」後，民眾可以尋求有參與癌症照護計畫的專科中醫師，進行安全專業的癌症輔助治療照護。

根據衛福部中西醫腫瘤照護計畫，目前有肺癌、肝癌、乳癌和大腸癌這四項癌症推行，無論處於那個治療階段健保皆有提供醫療服務，民眾可充分多加利用。當診斷出罹患癌症即將接受西醫治療之前，就可尋求正規腫瘤專科中醫師的協助，越早接受中、西醫合併治療，後續的治療會達到更好成效，還可減少副作用的痛苦。對癌友來說，在艱辛抗癌的這條路上，又多一個治療的新選擇。

不同癌症療程中，中醫介入的好處

1. 手術前

如果藉由中醫免疫調控來幫助自身免疫機能消除一些腫瘤細胞，藉此讓腫瘤體積縮小，這樣可減少手術病灶範圍，手術範圍減小能夠明顯降低手術對身體造成的傷害。

2. 手術後

手術後的恢復，中醫介入調理能讓病患的身體狀態提升，有著良好的身體修復力並能減少發炎反應，這有助於日後繼續西醫用藥或放射線治療等後續療程。

3. 化療方面

化療是利用藥物不同機轉去破壞或抑制癌細胞的新陳代謝週期，以阻斷癌細胞生長，但化療藥不僅作用於癌細胞，還會影響到其他代謝快速的正常細胞，例如常見影響到腸胃道黏膜和骨髓造血細胞，而造成食慾不振、疲憊、噁心、想吐、白血球數量降低等情況產生。這時中醫的輔助治療能有效改善因化療帶來的副作用，包括腸胃黏膜保護維持腸胃功能、體力恢復維持身體五臟六腑機能運作、白血球數量回升避免感染生病的風險。

4. 放療（電療）方面

癌症患者接受放射線治療時，會造成照射周圍的組織損傷，而出現如：皮膚發炎、黏膜潰爛、心臟損傷（乳癌與肺癌最有可能）。面對可能造成的局部組織損傷，中醫定義放療是屬於「火邪」，因此採用「滋陰潤燥」和「清熱退火」的治則處方，可減少放療造成皮膚炎的副作用。

5. 免疫療法方面

近年來免疫療法逐漸興起，癌症免疫療法（cancer immunotherapy）是一種激活身體免疫系統來治療癌症的新方法，其理論基礎是腫瘤細胞表面有被免疫系統辨識的抗原，因此無論中西醫只要能提升人體既有的免疫能力，就可以幫助提高抗癌的成功率。在中醫治療腫瘤方面「扶正祛邪」治則，是透過真菌類用藥（靈芝、茯苓、蟲草菌絲體）達成的；有些醫師使用科學中藥粉、有些使用水煎藥，我在臨床會搭配高濃度的生技製劑。這些用藥能調節免疫，激活免疫細胞數量、提升體內免疫細胞辨識癌細胞能力，以及產生免疫抗癌的記憶來幫助治療癌症。上述這些成效在中醫最新的醫學研究都有論述，讓許多癌友不必等待西醫新藥的漫長開發，從中醫尋求有根據的抗癌智慧，就能發現好的配方能應用在抗癌，這也是中醫轉譯醫學的一種方式。

尋找正規腫瘤專科中醫師協助的時機

1. 西醫治療前

有些人透過健檢或是感到身體不適，進一步檢查才發現長了腫瘤，在後續等待西醫安排進階檢查或評估後續治療方法和藥物選擇，這時期就可以借助中醫的扶正祛邪的療法，在即將接受西醫治療前補足身體的能量，有助於調整身體以更佳的狀態來接受西醫治療，這是非常關鍵的第一步。

2. 減少治療副作用

當開始西醫治療時，可能因化療、放療或標靶藥物的治療產生副作用，例如疲憊感、胃口不好、腹瀉、體重下降、焦慮失眠等等症狀，借助中醫療法可以改善這些症狀，也讓後續西醫治療能順利進行。

3. 治療不如預期（出現抗藥性）

患者不想面對但發生比例逐漸提高的，就是治療腫瘤所使用的化療藥、標靶藥等產生抗藥性。採用化療藥或標靶藥物，無非是希望這些藥物能夠找到腫瘤表面的訊號，可是腫瘤詭詐多變會躲藏在身體裡。若是經過治療一段時間後腫瘤沒有縮小，有可能已產生突變或是俗稱的抗藥性。此時，中醫介入治療可讓腫瘤產生抗藥性的比例下降，甚至經由中醫介入能產生更好的西醫療效。

4. 療程後觀察期

當西醫療程已完成，只須定期回診，這時期最主要是希望避免癌症復發轉移。門診發現，觀察期西醫沒有提供其他輔助療法也不須服用藥物，患者希望能有調養身體的方法來幫助度過觀察期，此階段接受中醫調理的患者占有很大比例。在一場癌症免疫療法的臨床醫學會中，我和馬偕醫院中醫腫瘤科陳光偉主任討論到，這類型的癌友普遍會尋求很多保健品，這時候更是我們中醫師可以明確幫助癌友的時期。在觀察期幫助癌友養心安神助睡眠，扶正補氣調養脾胃，對營養的吸收和免疫力的提升都有明顯幫助。

5. 癌症晚期

有些癌症末期患者西醫不建議繼續療程，因為不希望後續無效的醫療增添身體的不適，而中醫在此時介入，可以減緩患者身體的疼痛不適、嚴重疲勞感、改善腸胃功能或舒緩各種不舒服症狀。然而我在臨床也會遇到晚期癌症患者仍嘗試新的西醫治療，此時利用沒有傷害性和副作用的中醫療法，給予癌友輔助治療，其實是能夠改善末期患者的生活品質甚至延長生命。

第五章

零傷害，中醫治癌五類型

○癌症治療第一類：罹癌即將接受西醫療程者

適用者：先調理預防避免治療副作用，幫助後續恢復良好者。

切除腫瘤前後，中醫調養讓修復力更快

不管良性或惡性腫瘤，開刀前醫師會先評估患者能不能接受手術？年紀、慢性病、腫瘤位置，以及採用哪一種手術方式？傳統刀、腹腔鏡手術或最新的達文西機器手臂。有些評估在開刀過程才能得知腫瘤有無侵犯到旁邊的淋巴組織。像有些乳癌患者，除了會把前哨淋巴結做清除，也把組織切片拿去化驗，進一步確認是否有擴散轉移或侵犯到其他淋巴結，這就是預防性清除。此外，手術範圍越大對患者損傷越大，即使現代手術技術好，流失血液可能不多，但是被破壞切開的局部組織大，術後修復可能會出現以下狀況：

第一、身體出現太過強烈發炎反應者（紅腫熱痛），組織修復比較慢。

第二、清除和修復必須同時處理，像有些人反覆發炎感染傷口得做清創手術，這樣的患

者修復狀態會更差。

針對術前免疫提升及術後傷口修復調養，我的治療對策如下：

術前建議

術前協助患者改善腸胃道功能，提升營養吸收，可以服用補脾健胃的藥方。針對後續手術治療也得提前部屬，所以營養製劑方面可使用富含傷口修復營養成分的醣胺聚醣。而術後協助，除了醣胺聚醣會再酌加提升免疫系統的β－葡聚醣（β-glucan）。

術後建議

術後常見傷口反覆發炎沒有好或是修復慢。在中醫理論中與血液循環有關的就是活血、養血、補血療法，和免疫有關的稱為扶正補氣療法。我發現身體比較虛弱疲憊，腸胃吸收功能較差或是體重下降較多的患者，這時補氣藥應多於活血藥，可讓局部發炎獲得控制，也就是扶正祛邪（扶正補氣可幫助免疫達到抗發炎功效），修復才會快。有些發炎症狀中醫師會用活血藥，例如當歸辛溫活血，但有可能會使局部出血或紅腫發炎更明顯，這也是很多人說術後不宜吃當歸的原因，因此要讓專業中醫師診斷與評估後，使用藥方的選擇和劑量才會有效又安全。

傳統醫學把循環系統當成血液循環，提倡氣血不通、不通則痛。在西方醫學所謂的活血藥比較少，較常見的只有阿斯匹靈或保栓通；在中藥有當歸、川芎、紅花、川七等。手術後的紅腫熱痛瘀腫狀態會影響局部血液循環，很多醫師會採用活血化瘀藥，以中醫所謂舊血不去新血不生的觀念來調養。血液循環固然重要，但依據我從中西醫學結合角度來看，發炎是血液循環系統對組織發炎因子及局部損傷所產生的反應，是組織受傷、出血或病原感染等刺激時所激發的生理反應；更是先天免疫系統移除有害刺激物或病原體，及促進組織修復的正常反應。因此除了一般中醫會使用的活血化瘀藥以外，我臨床上還會搭配扶正補氣藥把免疫功能提高，一方面抗過度發炎、一方面幫助清除代謝，讓身體發炎反應有效率地正常發揮，才能儘快讓身體恢復正常功能。

案例一

高小姐（乳癌）

——京禾中醫　腫瘤照護特別門診／陳博聖醫師

當初就醫求診情況

‧尋求中醫協助，預防治療可能產生的副作用。

高小姐是位四十多歲女性患者，十年前第一次罹癌時在國外接受乳癌的化療藥物治療，期間引發嚴重黏膜潰爛、白血球數值低下，且經過多次治療出現許多副作用，但都還在控制範圍內。第二次乳癌復發回臺就醫，擔心白血球低下或口腔黏膜潰爛等等嚴重副作用再次出現、影響療程，因此前來中醫尋求輔助治療，希望預防療程中可能出現的嚴重藥物副作用，盼能讓身體狀況順利完成所有西醫的療程。

醫師治療情況及處方

‧西醫治療方式

左側乳房二期惡性腫瘤（HER2+），三顆淋巴結侵犯，皆以手術切除，化療藥紫杉醇合併標靶藥賀癌平。

・**中醫治療方式**

患者體虛，脈象浮滑數、舌象舌紅無苔。

給予甘露消毒丹、補中益氣湯、酸棗仁湯。

・**營養製劑**

蟲草菌絲體子實體、β－葡聚醣、醣胺聚醣。

整體建議採用策略

乳癌患者，尤其是十七、十八年前 HER2 基因被發現後，更需要搭配標靶藥，才能減少化療藥抗藥性產生，紫杉醇合併賀癌平在學理上是降低 HER2+ 乳癌患者復發和轉移風險，但治療過程出現的副作用，可以協同中醫來緩解。

・**中醫治則**

中醫治則是清熱解毒和扶正袪邪並重，搭配滋陰潤燥、安神養心藥方，讓患者度過西醫治療過程的不適感。

治療後最終結果

・治療過程的變化

患者中醫治療第一個月後，西醫治療副作用症狀輕微，藥物使用紫杉醇，白血球數量維持在正常值三千五百到三千八百左右。

治療期間持續保持中西醫兩者兼顧的方式，雖然偶有小插曲發生，例如：小發燒三十八・八度、潮熱、心悸（每分鐘一百下）等等，但患者自述遠比十年前在歐洲治療乳癌時的副作用少很多。例如：白血球數量以前曾經低於一千，口腔黏膜潰爛的情況減少許多，未嚴重到發生進食困難，中醫調理後飲食基本都正常，而且都能夠自行活動外出或就醫等等，中醫的介入讓西醫療程可以完整進行。

・目前恢復情況

經過一年多在臺治療，已回歐洲定居，持續寄送調理營養製劑配方，並用遠端醫療軟體和醫師聯繫近況，雖然偶有感冒以及疲憊等症狀，整體至今恢復良好、睡眠品質穩定。

病患居家保健或醫療計畫

一開始患者本身對癌症復發後的治療非常焦慮擔心，但因為在臺灣選擇了中醫介入治療，身體狀態穩定，因此體力改善後，維持到健身房運動的習慣。

飲食原本偏向少肉，但患者本身體質較虛也有低血壓，因此建議要適量攝取肉類蛋白質食物，讓身體有足夠的原料來補充免疫力和修復身體受損的組織。

過去十年來經常晚睡，因此很容易感冒，但是免疫功能不僅對預防感冒很重要，對抗癌細胞更是扮演重要角色，因此囑咐不能晚睡或睡太少。最重要的日常生活常規唯有充足睡眠，才能恢復身體四兆個免疫細胞功能。

中醫師治療處方	中醫治則	處方作用
甘露消毒丹 蟲草菌絲體子實體	清熱解毒	降低身體發炎反應。
補中益氣湯 β－葡聚醣	扶正祛邪	改善癌因性疲憊。 提升白血球數值。
醣胺聚醣	滋陰潤燥	將化療藥物對黏膜的傷害減到最低。
酸棗仁湯	養心安神	幫助睡眠。

案例二

劉先生（胰臟癌）

——臺中慈濟醫院中醫腫瘤科／莊佳穎醫師

當初就醫求診情況

・尋求中醫協助為手術做準備。

五十多歲劉先生，初診即為胰臟癌合併肝臟轉移，由於已化療一段時間，體力已經很差，體重減輕許多，白血球和紅血球低下。因為腫瘤有比較消除，西醫預計把腹腔殘餘腫瘤以及部分腹腔器官拿掉，這是一個很大的手術，術後還必須住在加護病房觀察幾天。患者尋求中醫協助，希望不要腫瘤切除後，人卻因為承受不住長時間手術以及復原過程的負荷，而更加消瘦痛苦。

醫師治療情況及處方

・西醫治療方式

切除胰臟、部分胃、肝臟切除、膽囊切除。

・中醫治療方式

患者體虛，脈象左關沉、微、雙尺弱、舌紅乾少苔。

術前：四妙勇安湯、柴胡桂枝乾薑湯、二仙湯加減。

術後：補中益氣湯加減。

整體建議採用策略

・中醫治則

中醫在術前術後要做到的是：維持血液動力學的順暢、幫助身體器官恢復機能、促進組織傷口修復、降低發炎反應。

腫瘤切除手術的副作用，包括：麻醉以及手術傷口本身的效應；術後常見的副作用，包括：出汗、食慾不振、便祕、呃逆打嗝不止、發燒、再度出血、肺炎、傷口癒合不良、深層靜脈栓塞、泌尿道感染、術後傷口感染、術後腸麻痺、術後尿瀦留等。這些狀況都可以以中醫介入輔助西醫治療，降低副作用發生率，並促進復原。

手術是一個非常嚴重的發炎反應，光是平常自己不小心被刀子劃一刀都會紅腫熱痛；而在一個腹腔手術中，肚皮被劃開，肉、脂肪切下，腸子割開，縫合，釘起來，電燒的過程中，更是許多組織被破壞，身體一定會釋放非常多的發炎因子，引起強大的紅腫熱痛等免疫反應，並且有許多的凝血以及溶血的過程再進行，也會有許多壞死的細胞必須清除。因此，重點是如何讓這個強大的發炎反應快點緩解下來。

在中醫觀點，強大的發炎反應讓許多細胞聚集是熱毒，而這個發炎過程所聚集的凝血因子就是所謂的瘀毒。而此時血管必須處於一個高通透性，因為要讓很多白血球、紅血球進來，凝血因子包括纖維母細胞才會進來。所以血管通透性增加的情況下，組織就會腫起來，這種狀態就是「痰」的狀態。而組織的修復能力又取決於人體的機能狀態，這就是所謂的補養氣血法可以幫到的地方。因此，一般有接受中西醫整合治療的患者，在術前五~七天就會開始給予清熱、活血涼血、補氣養血的藥物。如果年紀大一點的患者，已經經歷多次化學治療，導致骨髓抑制副作用，血球數據都已經低下了，就會再加入補腎氣、填精血的藥物，來幫助提升整體體機能。

治療後最終結果

・治療過程的變化

患者經過這樣的處方調養一週後，在術前的體力已經比剛打完化療時提昇許多，血球狀態也有所提升。術後加護病房只花了一天，便脫離呼吸器轉到普通病房。術後更是早早開始下床走動、加上中醫每天到床邊針灸治療，幫助恢復腸蠕動，術後一星期內飲食量就恢復到平常在家的狀況，體重也是完全沒有減輕。原本預估他的體能狀態，可能要住上一個月的時間，結果他術後一星期多就順利出院。

・目前恢復情況

術後回家飲食如常、活動如常，體力良好。術後三個月追蹤腫瘤指數正常，繼續在門診接受中西醫合併治療中。

病患居家保健或醫療計畫

患者剛被診斷胰臟癌末期時，自行上網查找許多資訊，對於目前的標準西醫治療感到很沒有信心，因為恐懼來日無多，開始接觸生機飲食，每天空腹吃大量的生菜蔬果，把原本已經偏寒性的體質，搞到更虛寒，每天睡到一半都有冷氣從骨裡竄出來的感覺。

經過中醫門診一番耐心對癌症體質狀態的解說，他才瞭解到蔬果並不是萬靈丹，把身體的氣血陰陽調整在一個平衡狀態，讓免疫系統能夠好好發揮作用，才是最好的抗癌策略。因此，他不再每天空腹吃大量蔬果，調整飲食為蛋白質、脂肪都同時攝取，配合飲用中藥，終於恢復溫暖的手腳以及體力，能夠有好的精神體力迎接接下來的奮戰。

在癌症治療開始前，如同兩軍交戰，西醫師擬定了妥善的攻擊計畫，準備大槍大砲轟炸敵軍；而中醫師則備妥糧草、清理戰場，為友軍創造最有利的戰局，中西合併，讓抗癌贏在起跑點。

中醫師治療處方	中醫治則	處方作用
四妙勇安湯	清熱解毒 活血化瘀	降低身體發炎反應，促進血液循環正常化。
補中益氣湯	扶正	提升身體組織修復能力。
柴胡桂枝乾薑湯	扶正祛邪	對腹腔手術以及癌症病灶所在的位置：胰臟、肝臟、膽囊，給予針對性的氣血疏泄調整，為局部的組織修復創造更有利的條件。

◯癌症治療第二類：西醫療程中（放療、化療、標靶、免疫療法）

適用者：出現嚴重副作用，如：癌因性疲憊、白血球下降、噁心嘔吐無食慾者。

化學治療所產生的副作用

化學藥物治療後，最常也最快出現的副作用就是噁心、嘔吐，依症狀出現的時間可分為：

- **急性**：在化學治療開始的二十四小時內即發生。
- **延遲性**：在化學治療後超過二十四小時引發。

接下來七到十天左右會出現的症狀包括：口腔黏膜發炎和手腳皮膚炎，還有腹瀉的問題，這是因為皮膚黏膜也是細胞生命週期快速代謝的細胞，因此會受到化療藥影響，而腸道黏膜容易受化療藥刺激而引發嚴重腹瀉（每天四到六回）。

一般經過兩週後有些人會出現掉髮的情況，但更要注意的是化學治療藥物大多有骨髓抑制的副作用，導致造血功能無法正常運作，會出現以下症狀：

- **缺少白血球**：發燒、畏寒、咳嗽、感染。
- **缺少紅血球**：貧血、疲倦、頭暈。
- **缺少血小板**：出血、莫名瘀青。

其中最要注意的是白血球數量低下，一般而言每一次治療結束後十到十四天最常發生。白血球低下時抵抗力會下降，容易感染，特別是上呼吸道或泌尿道感染。所以化療期間醫師會監測白血球的變化，以評估該次是否適合進行療程，若白血球低於建議數值三千五百以下，有時候會建議施打小白針（白血球生長激素，granulocyte colony-stimulating factor，G－CSF），而且會暫停該次化療。

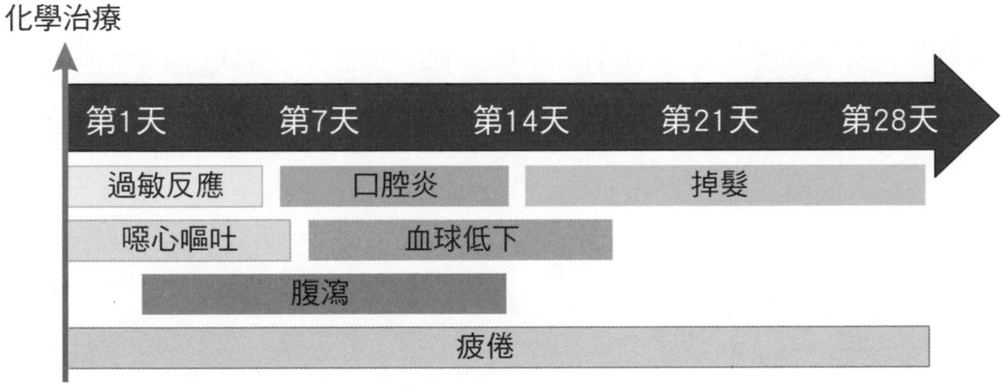

圖十五：化學治療後會產生的副作用

白血球數量不夠時，先清再補

有些癌症患者使用化療藥物會產生白血球數量不夠的現象，稱為骨髓抑制反應。我發現在提升免疫力時不能一直補，因為我們的身體需要不斷製造新的細胞，你可以把身體想像成一個工廠，工廠不斷運作會有很多代謝產物，像是原料的廢料廢水、機器也會變得過熱，所以這時候不能只想補身體，反而需要減少身體的氧化還原反應。除了中藥藥方的清熱退火解毒配方，花椰菜萃取物營養製劑根據研究也可以減少氧化還原反應，這就是為什麼營養學專家會建議多食用十字花科花椰菜的原因。讓身體清熱退火解毒，再酌加補氣藥讓身體製造更多的白血球，就是先清再補的調養步驟。

若是看到白血球指數不夠就急著補身體，會增加身體的壓力造成負荷，就像工廠讓員工一直工作、原物料一直添加，這樣能夠製造很好的產品嗎？因此，不妨讓清潔人員把工廠廢棄物清理掉，再請技術人員將機器上油潤滑，這樣機器和員工獲得休息的過程就是清熱退火解毒。先清熱退火解毒後再補（免疫平衡調控），身體自然能獲得良好修復而恢復正常功能。

「癌因性疲憊」的成因

臨床中發現還有一個明顯的副作用就是疲憊，有時可稱為癌因性疲憊，這個症狀出現的時間點很可能從開始用藥第一天就出現，一直到整個療程週期都存在著，影響癌友甚鉅。

這種癌因性疲憊不會因為休息而得到緩解。一般我們感到疲憊，可經由適當休息、改善睡眠、營養飲食而減緩；但癌因性疲憊除會伴隨胃口變差、沒有食慾、四肢無力、噁心之外，還包括心理層面的倦怠感，例如：本來感興趣的事，罹癌期間突然不再有興趣了、對人生不抱希望、感覺非常沮喪等症狀。

雖然癌因性疲憊的真正原因還未被完整的研究出，以下簡單列出三個引發癌因性疲憊的成因：

1. 癌症引起發炎

癌症本身或治療過程中會分泌特定異常荷爾蒙和小分子蛋白，而引發身體發炎現象，進而改變身體代謝機制讓身體產生疲勞感。惡性腫瘤除了會增加身體能量的負擔，削弱肌肉力量，甚至會對身體的器官，例如心臟、肝臟和腎臟造成損傷，這都會引發疲憊感。

2. 過度消耗能量

癌症進行手術或化療的過程都會引發身體疲憊。因為化療殺死癌細胞的同時，也會破壞其他健康的細胞。身體必須清除被破壞的細胞，接著還得修復身體組織，這些過程都會讓身體消耗更多能量，因而引發疲憊症狀。

3. 釋放有毒物質

腫瘤在體內會釋放出有毒物質改變身體的正常運作，因而造成身體上的疲勞。以惡性腫瘤為例，惡性腫瘤產生的有毒物質比良性腫瘤多，所以晚期癌症患者的疲憊程度也會比癌症初期來得嚴重。

中醫改善癌因性疲憊的方法

從中醫的觀點來分析癌因性疲憊，中醫師除了望聞問切來診斷癌友的身體證型，會再根據體質特性處方調理。在中醫「癌因性疲憊」都是比較偏向氣虛或陽虛的體質，所以中醫治則針對癌因性疲憊，會以補氣或補陽的藥方為基礎調治。

治療癌症的過程中，因為會產生很多西藥治療後的藥物代謝反應以及腫瘤造成的發炎現象，得儘快把藥物代謝出體外（排毒）並減少身體發炎現象（清熱退火），才能夠快速改善疲憊。我在臨床中發現，除了「補」，必須要合併使用清熱退火解毒的「瀉」，這就是中醫智慧裡「補瀉兼施」，也是調治癌因性疲憊的關鍵。

另外，關於身體的修復作用，中醫強調營氣：行於脈中，具有營養作用的氣，謂之營氣。營氣就是組織在修復過程中，為了修復受損細胞所需的營養原料。在臨床上，對於經歷西醫治療後的癌症患者，我會再加入補營血的處方。因此，「補、瀉、修復」這三個治則，就是我在處理癌因性疲憊能夠快速得到改善的祕訣。

——臺中慈濟醫院中醫腫瘤科／莊佳穎醫師

案例一

林小弟（縱膈腔生殖細胞癌）

當初就醫求診情況

- **尋求中醫配合治療，降低西醫療程帶來的痛苦。**

十六歲的林小弟因為兩個月以來不斷低燒、咳嗽、喘促，體重下降了五公斤，檢查後發現縱膈腔生殖細胞瘤，之後接受高劑量高強度的化療。但林小弟在第一次化療後因為骨髓抑制，白血球、紅血球、血小板都低下（白血球 2280/ul、血紅素 9.3g/dl、血小板 33k，持續約兩週），引起嚴重的疲倦感，雖然西醫打了血球生長激素，但疲倦感仍揮之不去，而且血球生長激素引起的骨頭痠痛副作用，更讓他晚上睡不好。此外每次化療後他都會便祕、腹脹，白天也吃不好。雖然化療後腫瘤指數下降許多，但痛苦的療程反應讓爸媽十分心疼，因此尋求中醫一起配合治療。

就診時，林小弟準備要進行第二次化療，此時他仍神情疲倦，化療後大便不暢乾硬難解，雖然吃得下但食慾不太好。希望中醫能夠幫忙，讓他順利地度過四次化療，維持化療期間的生活品質，尤其希望能夠緩解每次因為施打生長激素引起的骨頭痠痛副作用。

醫師治療情況及處方

・西醫治療方式

注射化療藥物 bleomycin、etoposide 、cisplatin。

- **中醫治療方式**

患者左側關部脈象沉，雙側尺脈弱，舌紅苔膩。給予溫脾腎、補腎精、化痰的處方。

整體建議採用策略

林小弟使用的化學治療屬於比較高強度的處方，bleomycin、etoposide、cisplatin 等藥物會引起骨髓抑制、腸胃黏膜受損，故造成血球低下、容易併發感染、腹瀉或者便祕等副作用。在中醫歸屬為入脾腎、引起寒象的藥物。林小弟打完第一次化療後來中醫求診的脈象，為關部脈象沉垮無力顯示脾胃運化不良、雙側尺脈弱無力顯示腎氣不足，因此，化療藥物對他造成脾腎氣虛的影響明顯。而他因為血球低下施打的白血球生長激素，常見副作用為骨頭痠痛，通常在平素腎氣不足，尤其是腎精不足的人更容易出現。

- **中醫治則**

中醫師先與西醫血液腫瘤科醫師討論他的治療計畫，確認林小弟會先進行四次化學治療讓腫瘤縮小，再進行手術；考慮林小弟目前脾腎不足，進行這樣的化療處方的確是會影響他的體能以及生活品質，但術後的腫瘤指數下降很多，因此這樣的化學治療對他確實是有效的。綜合考慮下，中醫的治療策略為輔助西醫為主，先讓他的體能在化療期間維持穩定的良好狀態，能夠順利地完成四次化療，縮小腫瘤；之後待進行移除腫瘤的手術前，再接著進行術前的處方。因此，處方以溫脾腎、補腎精、化痰助中焦運化為主。

治療後最終結果

・治療過程的變化

林小弟經過中藥調理後，體力改善許多、食慾也很好，緊接著進行第二次化療的整個過程都沒有什麼特別的不舒服，不僅沒有疲倦感、化療期間還正常大吃大喝，化療後血球低下程度較輕微（白血球 2890/ul、血色素 11.7g/dl、血小板 113K），並且持續合併中醫治療不到一週，施打血球生長激素也不再有骨頭痠痛的副作用了。

・目前恢復情況

在後續的化療過程中，林小弟都沒有發生特別不舒服的狀況，也不再有血球低下（白血球維持在 4000/ul、血色素 12g/dl 以上、血小板 168k 以上），施打生長激素過程也都沒什麼不舒服。目前林小弟已經順利完成四次化學治療，腫瘤指數降到正常，正在準備手術移除腫瘤。

病患居家保健或醫療計畫

由於林小弟年輕，在生病前的體能狀況本來就不錯，服用中藥的效果很好，因此只需要叮囑他認真服用中藥就可以。但他對中藥的味道感到排斥，覺得中藥苦味很難吃，甚至只要聞到藥味心情就不好，所以在第二次化療結束後，就跟中醫師提出能不能少吃幾帖。中醫師評估他的體能的確恢復很多，因此跟他討論在化療期間以及化療後最不舒服的三天再服用煎煮的藥帖，其餘的時間都用劑量較少、比較好吞服的濃縮中藥粉來搭配調整身體就好。

經過這樣的調整，林小弟覺得心情好很多，願意繼續好好配合，同時也維持良好的中西共同治療療效。

中醫師治療處方	中醫治則	處方作用
半夏乾薑人參丸 二仙湯	溫脾腎陽	提升消化系統的修復能力。 提升骨髓造血能力。 預防骨頭痠痛副作用。
當歸補血湯	補益氣血	提升身體整體的修復能力。
濟生腎氣丸	溫腎化痰填精	促進化療藥物以及腫瘤崩解的廢物代謝排出體內。

案例二

洪先生（周邊性T細胞淋巴癌）

——臺中榮總傳統醫學科／楊雅媜總醫師

當初就醫求診情況

- **因白血球低下，脾臟切除手術中斷，尋求中醫調理改善化療後白血球低下之副作用。**

七十歲男性患者，因腹脹與乾咳伴隨斷續發燒三十八度被送往急診，在急診檢測白血球低下，診斷周邊性T細胞淋巴瘤，因脾臟吞噬血球太快導致脾腫大，脾切除手術因血壓過低而中斷，後續只能化療，白血球仍低下所以出現感染肺炎發燒。

醫師治療情況及處方

・西醫治療方式

周邊性T細胞淋巴瘤 stage IV/B/E，施打化療CHOP：環磷醯胺（cyclophosphamide）、阿黴素（doxorubicin/hydroxydaunorubicin）、長春新鹼（vincristine/Oncovin）、強的松（prednisone/prednisolone），化療後血球低下，免疫力低引發腹部胸腔感染，使用抗生素。有腹瀉，咳嗽多痰，發燒，全身疼痛，疲倦，入睡難等症狀。

・中醫治療方式

患者陽虛，脈微無力，舌絳紅，無苔。

給予附子理中湯、大黃蟅蟲丸。

整體建議採用策略

淋巴腫瘤疾病患者，屬於免疫系統失衡之疾病，尤其有可能影響到骨髓造血系統引發感染風險，常規治療會給予化療藥物合併標靶治療。極易復發，通常若體力許可會搭配骨髓移植。化療過程中除化療藥物副作用，也需小心感染引發敗血性休克。

・**中醫治則**

中醫治則是扶正補氣為主，化瘀藥搭配化療藥祛邪，除了讓患者度過西醫治療過程的不適感，也幫助化療藥直達病所增強消除腫瘤功能。

治療後最終結果

・**治療過程的變化**

患者在五個週期的CHOP治療後，血球低下情形在施打白血球增生針劑可快速上升WBC達到四千～一萬二之間，無持續性低血球情形發生，腹瀉情形減少，胃納（消化吸收的能力）增加，偶有咳嗽症狀，但未出現敗血性休克狀況。

・**目前恢復情況**

後續完成治療，門診持續追蹤三年，影像學顯示肝旁淋巴腫瘤已消失，脾腫大縮小，血球維持正常安全範圍。

病患居家保健或醫療計畫

患者本身在淋巴瘤診斷後確診糖尿病，且中醫告知淋巴瘤屬中醫痰溼症，與糖分飲食習慣相關後，開始規律記錄血糖，避免高糖分高油飲食，並定期運動。體質偏陽虛則建議少服用寒涼飲食，規律作息。跳脫繁忙的地方代表服務工作，安心退休，務必保持充足睡眠，才能穩定免疫細胞功能。

中醫師治療處方	中醫治則	處方作用
附子理中湯	扶正祛邪	改善癌因性疲憊。提升白血球數值。
大黃蟅蟲丸	活血化瘀	改善微循環加強化療藥物作用。清熱減少炎症反應。

案例三

張先生（肺癌）

——京禾中醫 腫瘤照護特別門診／陳博聖醫師

當初就醫求診情況

・**尋求中醫協助減少西醫治療出現副作用之苦。**

六十歲的張先生肺部腫瘤四・六公分，使用標靶藥艾瑞莎，目前有皮膚疹、胸悶痛感和腰痛，右前胸呼吸緊繃感明顯，近三個月因為肺部積水抽水兩回，有倦怠疲勞感，肺癌指數CEA:267持續偏高不降，因為用藥不見成效，後續西醫建議搭配化療藥。再繼續西醫治療和承受副作用之間兩難。

醫師治療情況及處方

・**西醫治療方式**

因為惡性腫瘤轉移胸椎，因此醫院執行十次放射線治療。使用肺炎標靶藥艾瑞莎，得舒緩等引起嚴重皮膚疹。

・**中醫治療方式**

患者體虛，脈象微弱、舌紅乾少苔，有細裂紋。八味地黃丸加黨參扶正補氣藥方，改善疲憊感；以炮附子的扶陽強心作用，加強血液循環和代謝；麻黃湯寬胸理氣調節肺部氣管功能。

・**營養製劑**

搭配蟲草菌絲體緩解發炎反應，改善肺功能。β—葡聚醣膠囊提升免疫力來改善西藥療效不佳的狀態。

整體建議採用策略

・**中醫治則**

脈沉微、頻尿和疲倦等，顯示患者能量狀態低落，加上平時吃素，因此脾腎陽虛的體質更為明顯，辨證判別應該身體的免疫系統也非常衰弱，因此從免疫功能加強著手，因為病灶在肺又有積水，因此肺失宣暢用處方麻黃湯症狀治療。

治療後最終結果

・治療過程的變化

患者經過這樣的處方調養一到兩個月，症狀未見明顯變化，但因為肺積水沒再發生而且癌症指數持續下降，因此持續治療，直到三個月後基因檢測也未發現ＥＧＦＲ致癌基因。西醫考慮停用標靶藥得舒緩，但因為指數持續下降而繼續使用觀察。患者在服用專業中醫師處方後，右前胸呼吸緊繃感明顯減少一半以上，因此繼續中西醫合併治療，突破先前治療沒有進展的僵局。

・目前恢復情況

經過十個多月的中醫治療，患者體力改善、呼吸順暢不緊繃能深呼吸，ＣＥＡ腫瘤指數持續下降，繼續追蹤並在門診接受中西醫合併治療中。

病患居家保健或醫療計畫

患者剛開始西醫治療沒看到效果，胸悶越來越明顯、

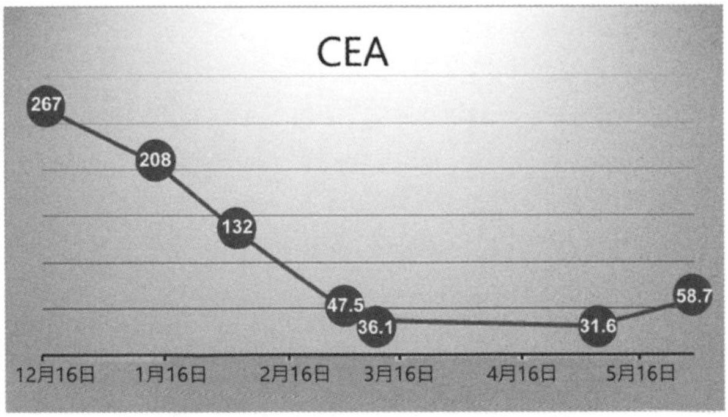

圖十六：張先生 CEA 腫瘤指數變化

ＣＥＡ指數都沒降，自行服用許多保健品，但是一般保健品功能多是抗氧化，而他自身是長年素食者，其實過多抗氧化反而造成身體更為虛寒，偏寒性的體質才會造成頻尿嚴重。

經過中醫門診對癌症體質狀態的解說，告知中醫會想辦法先提升免疫功能，減少肺積水現象，若呼吸症狀改善，接下來才會針對肺癌的指數變化和腫瘤體積做處治。建議患者減少不必要的保健品，過量不見得有助於病情。後來症狀和西醫檢查都有進步，甚至西醫也把化療暫緩，持續觀察後續狀態，維持西醫檢查中西醫合治。

中醫師治療處方	中醫治則	處方作用
八味地黃丸加黨參	扶正補氣	改善疲憊感。提高身體能量狀態。
β－葡聚醣	調節免疫	調節免疫系統功能。幫助肺部修復。改善癌因性疲憊。
冬蟲菌絲體	清熱解毒	降低身體發炎反應。減少肺積水。

○癌症治療第三類：西醫治療效果不如預期（放療、化療、標靶藥、免疫療法）

適用者：化療、標靶用藥產生抗藥性，沒有顯著療效、免疫療法亦無效，以及避免復發、轉移者。

化療初期效果好，為什麼又復發或轉移了？

使用化療真的會導致復發或轉移嗎？以乳癌為例，化療是第一線治療乳癌有效的策略，但是產生抗藥性後造成復發及轉移的機率也相當高。一位專注於腫瘤研究的郭政良博士提及，國外針對三千五百五十四位乳癌患者進行研究，結果發現：一開始化療的確能夠有效地抑制乳癌病人的癌細胞生長，但是許多病人在化療後，卻再度發生癌細胞復發以及轉移的問題，最終嚴重導致死亡。許多研究發現，特別是在三陰性乳癌病人，乳癌幹細胞（breast cancer stem cell）會在化療之後顯著增加，並驅使癌細胞生長、促進腫瘤的復發以及轉移，讓乳癌病人對藥物及化療產生抗藥性。

從臨床的角度來看，遇到這樣的問題該怎麼面對？有什麼辦法可以來解決呢？

醫學研討會或門診衛教說明時，我總會舉一個電影《侏儸紀公園》出現的經典臺詞：「生命總是會找到自己的出路。」為例，腫瘤細胞也是如此。腫瘤細胞並不僅是待在原位被攻擊，它也有自己的腫瘤幹細胞，這些惡性腫瘤幹細胞會在腫瘤團塊接受初期化療時產生突變。因此，即使部分的癌細胞會被快速消滅，但在這個過程當中，癌細胞為了找到出路會衍生以下情況：

1. 產生突變

在腫瘤中心尚未接觸到化療藥物或是僅稍微接觸低劑量化療藥物時，腫瘤細胞極可能會產生突變、不斷演化變強大，讓其所寄宿複製增生的癌細胞具有抗藥性，而不被下一次的化療藥物撲滅。

2. 癌細胞具有高解毒能力

受到化療藥物攻擊時，癌細胞能快速地分泌具有分解化療藥物毒性的特殊酵素，而這個酵素的濃度一旦上升，此次化療藥物對腫瘤毒殺的效果就會越來越差。

由上述可知，腫瘤細胞雖然在第一次接受化療藥物時能有效縮小，但其實未被殺滅的腫瘤細胞反而會變得更具抗藥性，甚至聰明到選擇往他處轉移。除此之外，使用化療藥物會造成人體極大負擔，因此不能一直不斷地持續使用，當治療處於停藥狀態時就讓腫瘤細胞有機會避難。也就是說，化療藥物攻擊時，腫瘤細胞不會馬上擴散，而是化療結束後，腫瘤幹細胞才開始避難至遠處，轉移至他處後再開始復發。

那麼，癌友該如何面對癌症復發？在臨床定義存活率，舉例來說：某種癌症的五年存活率六〇％指的是，根據過去的統計資料，在一群病況類似的病人中，有六〇％的人在罹病達五年之後仍然活著，其中有些人可能已被治癒了（癌症消失），也有些人仍然有癌症（帶病存活）。我個人是抱持比較保守的態度，我認為不能單純地看治療後幾年的控制數據，就認為癌症危機狀態已解除，因為產生抗藥性的癌細胞，皆有所謂的「腫瘤幹細胞逃避效應」。因此，在治療上我們應該要關切是否有其他的機制能讓化療療效更好，或者是有沒有其他治療方式能夠避免腫瘤細胞突變，或是將腫瘤幹細胞的數量減至最低的方法。我的看法是合併療法非常有效，我的作法有以下：

1. 間斷性治療

在化療藥物的治療過程當中，我在前面文章曾經提及二〇一九年三月份的一項研究：「在治療癌症可以考慮採用低劑量的化療藥物以及間斷性療法，可以有效避免癌細胞的突變與抗藥性。」（參見九十二頁）

2. 產生免疫辨識及記憶

前面文章有提過讓我們的免疫系統產生免疫記憶與免疫辨識力（參見四十五頁）。即面對突變，不是只用化療藥物去撲殺腫瘤細胞，而是利用自身的免疫系統產生免疫記憶，如此面對後續產生新的突變腫瘤細胞，也會因為免疫系統變得更加靈敏，而能偵測與抵抗之。

3. 改變腫瘤微環境

其實，腫瘤幹細胞突變就表示了腫瘤微環境的改變。因此，調整微環境也是中醫治療準則之一，採用免疫扶正祛邪療法外加清熱解毒來改變微環境，相信這樣的合併治療能讓患者得到更全面的抗癌治療效果，能避免後續復發的情形。

小心，脫靶效應促使腫瘤復發或轉移！

根據美國食品藥物管理局（FDA）的定義：癌症標靶藥物的機轉是針對某種確定的細胞標靶，或是介入訊息傳遞途徑，然後拮抗這些標靶，或者是降低相關途徑活性後，就可以減緩、甚至消除癌細胞及其惡化的病程。標靶藥物能將癌細胞精準殺死這是研發藥物的本意。若是治療過了一段時間卻發現，標靶藥物的治療成效不好，稱為脫靶效應（off-target effect）細胞受到這一波沖擊後，再複製下一代癌細胞時會產生變種，已經不是原來的癌細胞了，原本靶位消失，造成後續

化療藥與標靶藥的差異

你知道化療藥和標靶藥最大的差異是？化療藥就好比是轟炸機，從血管注射或口服之後，跟著血液循環走遍全身，會針對細胞代謝較快的細胞做毒殺；而腫瘤細胞也是代謝率快的細胞之一，其他還包括黏膜、毛囊、頭髮、血球，也是屬於代謝快的細胞，因此同步都會受到化療藥物的影響。而標靶藥就像導彈一樣，可以很精準偵測並發射到敵方軍事基地裡，比較不容易破壞或傷害到周邊建築，這就是和化療的最大不同。

再使用相同標靶藥物時失去療效，腫瘤會繼續增長、躲避藥物攻擊，甚至還會轉移出去。這也是為什麼使用標靶藥效果會越來越差的原因之一。

初期使用有效、腫瘤也有縮小，但如果把時間軸拉長，發現後續用藥無效的狀況，不論標靶藥或化療藥物都有可能會有。這樣的狀況，最簡單解釋就是「抗藥性」，這也是為什麼腫瘤專科醫師治療患者一陣子要換藥的原因。

——京禾中醫　腫瘤照護特別門診／陳博聖醫師

案例一

陳伯伯（肝癌晚期）

當初就醫求診情況

- **罹癌嚴重疲憊感，且擴散轉移至淋巴，尋求中醫協助改善生活品質和療效。**

陳伯伯七十二歲，因為慢性肝炎且長年未經完善治療，導致肝癌發生。肝惡性腫瘤在馬偕醫院經過兩次栓塞治療後，肝腫瘤縮小至六公分，但肝外靠近胃區的淋巴結新長出三公分腫瘤，之後經西醫藥物以及放療未見明顯療效。生化指標 AFP:1100 居高不下，且出現嚴重疲憊無力感，也不想和他人聊天、失眠（耗時將近一小時才能入睡）、噁心想吐胃口極差和體重急速下降（從八十多降到七十三公斤）。

藥物引發腳趾頭潰爛、行走困難等等症狀，經過西醫治療指數未下降，並且腫瘤細胞又往外擴散，加上出現嚴重的治療副作用，在不知下一步該如何進行的狀態下，伯伯經介紹尋求中醫輔助治療，治療時間長達三年至今（二〇二一年三月）。

醫師治療情況及處方

・西醫治療方式

肝細胞癌（hepatocellular carcinoma，HCC）病患，肝惡性腫瘤九公分大（S6/S7）無法開刀切除，因此在馬偕醫院選擇栓塞治療，患者同時服用貝勒克和蕾莎瓦標靶藥治療，雖然經過兩次栓塞、八次放療和後續的藥物治療，肝區腫瘤縮小至六公分，但肝外淋巴轉移三公分腫瘤且指數未明顯下降，淋巴區腫瘤出現抗藥性反應。

・中醫治療方式

患者體虛乏力，脈象左右皆沉。舌乾少舌苔。

給予龜鹿二仙膠、桃紅四物湯、柴胡清肝湯、麥門冬、何首烏、白朮、生薑、炮附子、牛樟芝。

・營養製劑

醣胺聚醣、β－葡聚醣、蘿蔔硫素（sulforaphane）。

整體建議採用策略

・中醫治則

遇到西藥療效不佳的案例時，我們在中醫病理機轉上要考慮軟堅散結和扶正祛邪，因為這代表著腫瘤微環境的影響和免疫功能被壓制。

處方上主要是使用龜鹿二仙膠和牛骨粉，龜板和牛骨粉裡的醣胺聚醣能改變腫瘤組織外層基質，這個城牆原本會阻擋免疫細胞浸潤癌細胞將之殺滅的功能。

使用桃紅四物湯是活血化瘀的概念，改變腫瘤的血管新生，清除癌細胞。另外經過一連串西醫治療，不僅傷害了身體的能量（ATP），也影響免疫系統正常功能發揮，身體殘留許多壞死的細胞和藥物代謝產物，這在中醫稱之為毒，所以利用柴胡清肝湯、牛樟芝和蘿蔔硫素來清熱解毒，加上營養製劑β－葡聚醣搭配何首烏、白朮和炮附子的扶正補氣作用則可以改善癌因性疲憊感，同時也強化免疫功能。

治療後最終結果

・治療過程的變化

陳伯伯來看診時，剛開始並沒有抱持很大希望，因為副作用讓他非常不舒服，我當時鼓勵陳伯伯按部就班來處理：短時間要讓癌細胞消失不容易，不如先讓肝癌指數獲得控制，身體就不會繼續惡化，之後再一步步改善身體的狀況。在開始接受中醫合併西醫治療後，大約經過三週就無嚴重副作用出現，兩個多月後開始能到處行動，甚至到醫院複檢時，醫院醫護都以為陳伯伯是來陪同看病的，很難想像他是癌症患者。

・目前恢復情況

經過持續中醫和西醫合併處治兩年半，每個月回診一到兩次，腫瘤從二〇一八年肝腫瘤一・一公分漸縮到二〇一九年〇・五公分，至二〇二〇年核磁共振檢查ＭＲＩ發現腫瘤完全消失；肝外淋巴結腫瘤四・六公分漸縮為三・四公分，二〇一九年十二月淋巴區腫瘤縮至二・五公分，至二〇二〇年檢查已經縮小到〇・五公分。另外肝癌治療效果的指標ＡＦＰ也從一千多逐漸降至十八・七。腫瘤縮小，抽血檢查ＡＦＰ胎兒蛋白也下降、體力恢復良好，其效果連西醫主治醫師都覺得不可思議。

病患居家保健或醫療計畫

這兩年多的治療過程，蕾莎瓦用藥與否一直是患者難取捨的問題。蕾莎瓦的作用是延緩腫瘤惡化速度，但只約有三〇％的患者腫瘤惡化速度變慢，更只有二～三％的病人因服用蕾莎瓦腫瘤縮小。然而服用蕾莎瓦有強烈的副作用，讓患者身體不堪負荷。

患者願意聽取中醫這邊的建議，我請他跟腫瘤科醫師討論，是否能暫時減量蕾莎瓦使用藥量，改以化療藥低劑量和間斷性治療的方式進行。最終決定以間歇用藥的方式讓身體整體狀態能維持，同時定期在西醫做療效的追蹤，並讓我們的處方治療能逐步發揮效用。

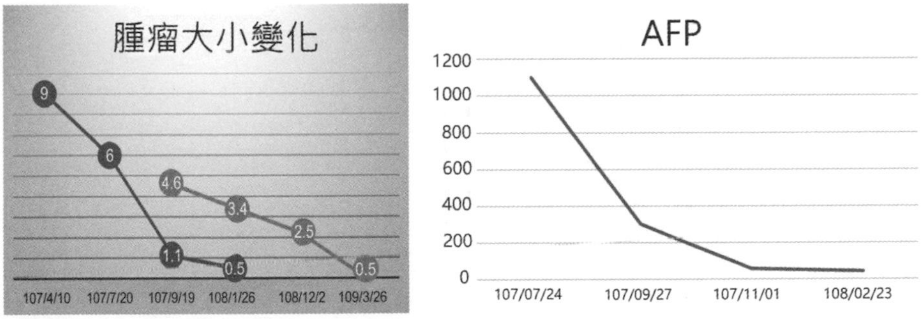

圖十七：陳伯伯腫瘤大小與 AFP 的變化

※：深灰：肝臟腫瘤；淺灰：肝外淋巴腫瘤。

中醫師治療處方	中醫治則	處方作用
龜鹿二仙膠 醣胺聚醣	軟堅散結	改變腫瘤微環境。 促進免疫細胞進入腫瘤細胞。
桃紅四物湯	活血化瘀	抑制腫瘤的血管新生。
何首烏 白朮 炮附子 β－葡聚醣	扶正袪邪	改善癌因性疲憊。 強化免疫功能。
柴胡清肝湯 牛樟芝 蘿蔔硫素	清熱解毒	降低抗癌藥物對身體的傷害。 改善癌因性疲憊感。

案例二

張先生（直腸癌第三期）

——京禾中醫 腫瘤照護特別門診／陳博聖醫師

當初就醫求診情況

・化療後有嚴重副作用，CTC指數不降反升。

七十歲的張先生罹患直腸惡性腫瘤第三期，八次化療後經過將近一個月休養，仍感覺頭暈、腹瀉頻率過高和嚴重疲憊感，而且晚上睡眠品質很差。西醫以治病為主，中醫重視身體質量，如果身體情況差就不適合太多醫療處理，而張先生之後要做腸道接回手術，目前身體虛弱不已，而且CTC監控療效的指數還上升，因此經朋友介紹選擇中醫調理。

醫師治療情況及處方

・西醫治療

直腸癌開刀後歷經八次化療，兩到三個月後要執行大小腸接回手術。定期療效評估檢查CTC（循環腫瘤細胞顆數），中醫治療前指數上升到十八（正常值要低於五以下）。

・中醫治療

身體虛弱但是脈象卻是滑脈且舌象偏紅，可見身體有熱象，初期先給予清熱解毒藥方柴胡清肝湯，排除掉身體內的藥物代謝物，之後再處方扶正補氣的藥方真武湯或小建中湯，這過程類似我和德國腫瘤整合照護醫師討論的，先清熱排毒再補氣扶正的順序。酌加酸棗仁湯，養心安神幫助睡眠。

・營養製劑

β－葡聚醣、蟲草菌絲體、醣胺聚醣。

整體建議採用策略

患者面臨治療告一個段落的狀態，但身體恢復差，體能虛弱，另一個潛在性問題是監控療效的血液循環腫瘤細胞記數（ＣＴＣ數值）卻升高。要同時處理這兩個問題必須要先得到患者的信任，尤其患者沒有接觸過中醫，對西醫處置比較信賴，但身體狀況和指數報告讓患者無所適從，所以選擇中醫調理試看看。

初期跟患者討論，前幾個禮拜先將疲憊的身體調理好，再來討論後續治療。疲憊狀態以體能指標分析，滿分是十分，初步分析患者的體能指標只有兩分，就是連說話和吃飯的力氣都沒有。

・中醫治則

清熱解毒藥方柴胡清肝湯，將化療藥物對黏膜傷害減到最低、降低身體發炎反應，之後給予扶正補氣藥方，真武湯和小建中湯改善疲憊感和頭暈症狀，搭配β－葡聚醣和蟲草菌絲體，一方面改善化療後疲倦，另一方面提升免疫功能，看能否改善CTC數值，最後搭配醣胺聚醣幫助腸道接合手術後黏膜修復。

治療後最終結果

・治療過程的變化

經過三週調理，張先生精神體力明顯恢復，兩個月後的腸道接回手術也順利完成，醫院主治醫生提到，張先生是同一時期接回腸道手術的患者群當中，年紀最長但恢復最快，而且也是所有住院案例中抽血報告最佳的患者。

・目前恢復情況

張先生所在意的ＣＴＣ數值（循環腫瘤細胞顆數檢查），從原本五大幅度上升到十八，後來接受中醫治療後下降到十二，對效果半信半疑的張先生對我說：「陳醫師，你的癌症治療效果如何我還看不出來，但對我的身體狀態尤其是疲憊改善非常多，等我郵輪旅遊回來再做檢查，屆時指數見真章。」我很喜歡這樣的科學療效驗證，畢竟這種方式可彌補中醫在檢驗方面的不足，但絕對不影響療效。因最後中醫介入治療的結果，ＣＴＣ數值顯示令大家吃驚的「一」。

病患居家保健或醫療計畫

患者是腸道癌症患者，經過一連串藥物治療後腸道會非常虛弱且敏感，一般許多癌友會使用

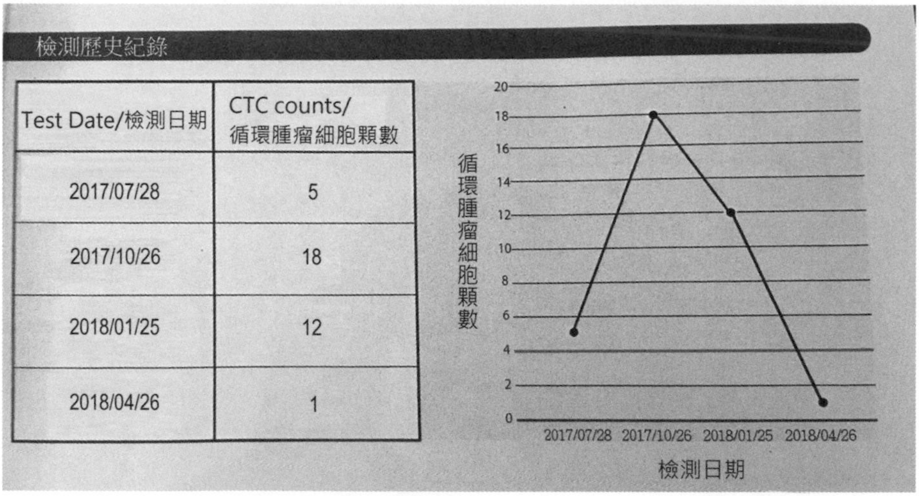

檢測歷史紀錄

Test Date/檢測日期	CTC counts/循環腫瘤細胞顆數
2017/07/28	5
2017/10/26	18
2018/01/25	12
2018/04/26	1

圖十八：張先生 CTC 數值檢測變化

左旋麩醯胺酸來改善腸道黏膜發炎，但並非每個人反應都好，張先生使用也沒有改善腹瀉症狀。中醫介入後用醣胺聚醣來輔助腸道修復，並告知減少攝取刺激性食物，以及生冷蔬菜或酸澀水果，例如：檸檬、奇異果、火龍果或鳳梨等，並且適當補充優質蛋白（雞蛋）。經過我的處方調理和癌友自身配合，明顯改善腸道症狀，也讓精神體力變好，後續也能順利進行提升免疫幫助抗癌體質建立的療程，階段性的進展和最終的檢驗報告都有非常正向的結果。

中醫師治療處方	中醫治則	處方作用
柴胡清肝湯	清熱解毒	將化療藥物對黏膜傷害減到最低。降低身體發炎反應。
真武湯 小建中湯	扶正補氣	改善癌因性疲憊感。
酸棗仁湯	養心安神	幫助安心神、穩定情緒，幫助睡眠品質。
β－葡聚醣 蟲草菌絲體	扶正袪邪	提升免疫功能，改善CTC數值。
醣胺聚醣	軟堅散結	改變腫瘤微環境。 幫助腸道黏膜修復。

案例三

張女士（卵巢癌末期）

——臺中榮總傳統醫學科／楊雅媜總醫師

當初就醫求診情況

・尋求中醫改善出血情形，繼續西醫治療。

六十九歲張女性，二〇一四年因停經後不正常陰部出血，至婦產科檢查為惡性卵巢癌，且轉移到腋下淋巴，手術後進行放化療，化療一年後癌指數雖可快速下降（CA125 從 1632 下降到 9.87），但停化療藥七個月後癌指數又緩慢上升（CA-125 上升到 55.49），經再次影像學診斷確認復發接著進行後續化療，經過一年治療癌指數續降。

但停藥半年後仍復發，本次轉移腹主動脈旁淋巴，因手術不易，只能採取放療。放療產生副作用胃出血，每日黑便腹瀉，吃不下，血紅素下降到六，三天需輸血四袋，喘甚而且頭暈，西醫止血方式無效，只能禁食住院打營養針，中斷化學治療，尋求中醫止血，幫助生血才能繼續化療，減少復發。

醫師治療情況及處方

・西醫治療方式

卵巢惡性腫瘤（malignant neoplasm of ovary）病患，化療效果好但停藥後不斷復發，放療後遺症造成胃出血導致化療中斷，更曾經因為標靶藥物癌德星引發血球低下及急性肝衰竭，目前除了使用化療藥治療觀察，也同時處理白血球低下造成感染，以及放射線治療造成的胃出血等副作用。

・中醫治療方式

患者體虛乏力，臉色痿黃，微喘，頭暈，五心煩熱，下腹冷悶，左下肢手術後淋巴水腫。

給予溫經湯、八味地黃丸、半夏瀉心湯、大黃蟅蟲丸。

整體建議採用策略

開始接受中醫合併西醫治療後，初起因禁食打營養針需少量給予中藥，並觀察黑便量及血色素數值，後黑便情況減少，開始少量進食，血色素下降程度可減至三天輸血兩袋，且可維持血色素六・五以上，較不喘，胃痛減，下腹冷悶感減，體力增加，後續可正常進食，黑便偶有，血色素可維持不輸血情形下增加到血色素一一·〇，左腳手術後淋巴水腫改善，再介入十四天後繼續進行後續化療。

・中醫治則

遇到反覆復發及治療副作用甚大之案例，除考慮患者本身癌症的病機之外，亦需處理其兼證。病患本身卵巢癌病機屬於腎虛痰凝，腸胃因放療又產生陰虛化熱之表現，治療上需要考慮補腎溫經通絡扶正防止正常細胞癌化，也需清熱處理放療後微環境發炎。

治療後最終結果

・治療過程的變化

癌指數在化療藥劑量減少的情形下仍可繼續下降，CA125 從 52.3 降到 23.9。顯示在祛瘀通絡改善微循環的條件下，化療藥物更能有效到達病灶，毒殺癌細胞。

・目前恢復情況

目前癌指數持續下降，化療副作用減少，等待化療治療結束。

病患居家保健或醫療計畫

經過半年的治療，病患一直擔心化療劑量減半會影響癌指數下降幅度，很怕再次復發遭受化療之苦，除鼓勵其繼續接受中醫輔助治療，也鼓勵其可搭配雷射針灸治療，改善手術後下肢水腫及穩定其焦慮情緒。

患者在雷射針灸後覺得精神體力更好，下肢水腫改善更多。目前可維持規律運動，精神體力進步，食慾增加，化療後疲倦感減少。

中醫師治療處方	中醫治則	處方作用
溫經湯	扶正祛邪	改變腫瘤微環境。 促進免疫細胞進入腫瘤細胞。
八味地黃丸	扶正祛邪	改善癌因性疲憊。
半夏瀉心湯	清熱解毒	降低放療對腸胃道黏膜的傷害。
大黃蟅蟲丸	活血化瘀	改善微循環加強化藥作用。 清熱減少局部炎症反應。

○癌症治療第四類：療程皆已完成，必須定期回診

適用者：避免復發或轉移者。

案例一

汪女士（淋巴癌末期）

——臺中慈濟醫院中醫腫瘤科／莊佳穎醫師

當初就醫求診情況

・持續服用中藥，提升抗癌能力。

汪女士在五十四歲時，因為雙側耳後的淋巴結腫大，短短幾個月體重驟降六公斤，就醫檢查後發現為淋巴癌末期，骨髓切片發現癌細胞已擴散到骨髓，淋巴瘤的腫瘤量非常大，屬高惡性淋巴瘤。

汪女士淋巴癌確診當時，就決定中西合併治療，經過中西搭配治療後，順利讓病患身上的癌細胞不見蹤影，骨髓追蹤也沒有再見到癌細胞，化療過程中也沒什麼不適感，西醫告訴

她已經從末期淋巴癌痊癒，但這疾病很容易復發，建議她仍需三個月追蹤一次。

汪女士得知腫瘤細胞都已經全部消除，自然是高興，但也擔心高度的復發機率，因此與中醫師討論，希望持續配合中醫預防復發。汪女士在化療結束後並沒有太大的不舒服，但在生病前，身為家庭主婦的她為照顧家人勞心勞力，經常睡眠不足、一累就會頭痛，即使是療程結束後，她也還是整天忙著張羅家中大小事。

中醫師認為，雖然從西醫的角度腫瘤已經完全看不到，但從中醫的角度，她的身體仍未恢復到正常能夠抗邪的狀態，而且她的生活模式十分消耗體力，因此建議她持續服用中藥，提升抗癌能力。

醫師治療情況及處方

・西醫治療方式

定期追蹤。

・中醫治療方式

診察汪女士舌頭齒痕偏多、苔膩明顯，脈象左側關脈偏弱，雙尺偏沉弱。

補中益氣、補腎填精、健脾去溼、祛風解表。

整體建議採用策略

末期淋巴癌痊癒，西醫療程已結束，但因容易復發，仍需三個月追蹤一次，期間持續以中醫調養身體。

・中醫治則

汪女士體內正氣仍虛，以脾腎兩虛為主，同時也有溼邪在體內，因此中藥採取補脾腎、去溼的方式來調養。

同時細問汪女士，每次天氣變化都有明顯的呼吸道過敏反應，經常鼻塞流鼻涕、鼻竇痛，這種明顯的過敏反應，是免疫系統混亂的表現，必須積極處理，維持穩定的免疫系統，更能提升抗癌能力。

治療後最終結果

・治療過程的變化

汪女士服用中藥至今已經六年多，每次回診血液腫瘤科追蹤腫瘤影像學、腫瘤指數都很正常，現在回診血腫科頻率已經改為一年一次。她依然維持著家中女主人忙碌的生活，娶了媳婦、當了奶奶之後，照顧孫子更加忙碌，雖然她也曾想過逐漸停掉中藥、降低服用頻率，但一段時間後，覺得身體比較容易疲倦，因此她還是每兩週定期回診中醫，拿八帖藥物規律服用。

・目前恢復情況

經由中醫師為她量身打造的處方調養，讓已經六十幾歲的她，繼續維持好體力、陪在深愛的家人身邊快樂地忙碌著。

病患居家保健或醫療計畫

經過六年的中醫治療，汪女士其實身體已經沒有太大的邪氣，只是每天睡眠時間短少，體力消耗又大，讓她經常維持著正氣不足、氣陰兩虛的狀態，中醫師勸她多放下兒孫事，多出去走走、休息放鬆，同時維持規律的運動，這樣身體更容易自我平衡、陰平陽祕。

中醫師治療處方	中醫治則	處方作用
補中益氣湯 四君子湯 二仙湯 六味地黃丸	健脾補氣滲溼 補腎填精	活化免疫細胞。
小青龍湯 桂枝湯	祛風解表	穩定免疫系統、預防免疫混亂。

案例二

劉小姐（乳癌）

——京禾中醫　腫瘤照護特別門診／陳博聖醫師

當初就醫求診情況

・完成西醫治療，觀察期尋求中醫調養。

四十多歲的劉小姐是一位乳癌的原位癌患者，右側乳房已於長庚醫院完成切除，只需定期回診追蹤。目前已服用泰莫西芬兩年，出現熱潮紅等副作用。

醫師治療情況及處方

・西醫治療方式

正在服用藥物泰莫西芬，這是一款荷爾蒙抑制劑，利用與雌激素接受體結合後，讓癌細胞訊息無法傳遞，達到抑制腫瘤復發的效果，必須服用五年。

・中醫治療方式

患者出現熱象，燥熱感、盜汗和疲憊眼睛痠，脈象左右寸皆浮。舌尖紅少舌薄白。

給予知柏地黃丸、黃芩、地骨皮。

・營養製劑

β－葡聚醣、蟲草菌絲體。

整體建議採用策略

目前已服用兩年的藥物泰莫西芬有防癌功能。以整體治療癌症來看，她缺乏的不只是荷爾蒙抑制劑，還有免疫力，這也是我之前有提過，醫療資訊民眾取得不對等的問題，因為手術後會殘留些許癌細胞，必須靠身體的免疫功能時時刻刻監控癌細胞，有研究指出，單純只吃這個荷爾蒙抑制藥，未來還是可能復發。

・中醫治則

清熱退火解毒，緩解因為賀爾蒙抑制造成的陰虛有火。

扶正祛邪，是觀察期間最重要的關鍵。

治療後最終結果

・治療過程的變化

期間出現耳後淋巴腫和身體疲憊以及發熱現象，服用知柏地黃丸、黃芩、地骨皮處方，兩個多月後燥熱逐漸緩解，體力逐漸恢復。

對癌友來說，我時常告誡，假如出現疲憊、發燒和不明的淋巴腫，就要特別注意免疫力是否不足了，這是一個身體可以自覺的現象，當然目前我們也正在和免疫檢測團隊研究，如何未病先防地幫助癌友抽血分析檢驗，用數據提早監控免疫防癌能力。

・目前恢復情況

除了繼續服用泰莫西芬，搭配中藥和營養製劑，維持穩定觀察期狀態。

病患居家保健或醫療計畫

依據我在癌症臨床經驗，第四類型的患者其實要特別注意免疫力。這也是我所擔憂的抗癌缺口，許多癌友會忽略這點，可能過度體力消耗、休息不夠或者回到工作崗位後又太過繁忙，一旦免疫失調就有造成癌症復發的可能。所以對於第四類做完療程需要定期回診的癌友來說，我希望這本書給大家更明確的方案，就是先提高免疫力讓身體具有防護機制後，在未來的五～十年才能做到真正的防癌。

中醫師治療處方	中醫治則	處方作用
β－葡聚醣	扶正祛邪	改善癌因性疲憊。 強化免疫功能。
知柏地黃丸 黃芩 地骨皮 蟲草菌絲體	清熱退火	調節陰虛有火體質。 抗發炎。

○癌症治療第五類：癌症末期

適用者：西醫不建議繼續療程、已嚴重轉移，希望減緩癌末身體疼痛不適、失眠者。

醫師宣告末期，你真的是末期了嗎？

癌末患者在這個階段有可能會因為過去接受多次治療，或是嘗試很多方法都不見成效，往往不見起色的病情讓癌友自己和家屬皆身心疲憊，更甚者療程副作用帶來諸多的身心痛苦也非外人能理解，幾度折騰下來，患者有時還會萌生放棄生命的想法。而癌症患者一旦被醫師宣告末期時，也代表了被西醫宣告目前沒有任何藥物能對他的治療產生有效性。針對癌末的患者，中醫要如何定位？中醫師們又該如何協助晚期癌症患者，能幫上什麼？我認為癌末患者在這個階段的治療，最重要的切入點是先緩解晚期患者的身體不適，改善生活質量後，才能開始考慮以延續生命為目標。

治療方法切分為以下三個項目來幫助癌友：

1. 提升免疫辨識能力

免疫辨識能力就是把我們身體內的T細胞、B細胞等抗病力提升。嚴重的癌症患者在過往幾個月或是幾年的癌症治療過程當中，大部分都是以藥物、放療或標靶藥等等方式處理，一旦沒有療效到了晚期時，醫生就不再繼續用藥，除了沒有效之外，患者的身體可能也已被破壞得太嚴重而虛弱無力，嚴重者甚至進入安寧病房。以我的治療經驗來說，雖然是末期，但只要在不傷害身體的狀況下，把免疫辨識能力再提升（抗病力），其實恢復一些身體狀態是有機會的。

2. 提升修復能力

到了末期，患者可能出現各種身心症狀，例如患者腸胃道黏膜破損太嚴重就會噁心一直吐或腹瀉，這時患者沒有食慾，吃不下就會沒有營養來幫助身體產生抗病力。我們修復身體需要優質蛋白質，才能產生修復材料。舉例來說：癌末患者常呈現食慾差，完全吃不下的狀態，若是能改善胃口，讓患者下一週能夠吃下半碗飯，這樣有了初步進展成效，患者後續的配合度才會高，才有可能逐步恢復一些身體機能。

3. 提升代謝能力

清除累積在身體的老廢物質、身體排除較慢的藥物代謝，以及治療產生的死亡細胞等等，是這個階段很重要的工作。中醫黃帝內經提到：「出入廢則神機化滅」，意思就是身體的代謝廢物從大小便排出，每天固定的飲食營養吸收等，這些生理基本功能如果都廢止了，那麼人的精氣神等機轉也就因此而化滅。飲食和代謝能力是維持癌末患者生理功能的基礎。

晚期癌症患者雖然可能被西方醫學認為是末期了，但是在中醫，我們只要把身體其中一個能力提升上來就還有機會。找出身體哪一個力最弱，或是哪一個力還有機會提升，我們就從這邊著手，不要完全喪失希望，認為自己只能等待死亡。舉例來說，癌末患者肺部減少水腫，人就比較不會喘。我有幾個肺癌肺積水患者，經過積極治療後，他再去醫院準備抽水時，醫生都說肺部已經沒有積水了。類似上述概念，所以這個階段治療目標不再是針對癌細胞，還是要回到患者本身，先把基本身體狀況處理好，除了患者的不舒服能得到改善，也能改變腫瘤微環境，有時候只要身體環境提升，就能度過危險期逆轉情勢。

罹癌期正確營養補充、不補癌

木材要火種才能引燃，燃燒後產生熱源，大家可以想像中藥材是一種引燃物，而每天攝取的食物營養，如：蛋白質、脂肪和碳水化合物是木材，所以每天吃的營養再加上中藥的協助（inducer），就能產生充足的能量，讓身體正常運作。因此門診中我都告訴癌症患者，除了中藥介入治療或調理，更需要重視營養補充。藥物是啟發和刺激的來源、食物則是材料，跟藥物做融合來提高身體能量。所以，營養影響每個人健康狀態，也是維持所有器官運作所需。

從免疫學來看，免疫系統不是以往所以為，只負責防護細菌病毒而已，它調控體內很多的內分泌、系統、神經系統，宛如是身體的參謀總長。可想而知，免疫系統占據身體很多能量的消耗，這個能量在中醫稱為正氣、在西方醫學叫做ATP。和國科院李岳倫博士交流時，他也提到免疫系統會消耗身體很多能量。對於癌症患者，過往西方醫學都交給外在的手術、放療、化療藥物來治療，現在漸漸發現不能夠只靠外來的治療，還要內外兼治。既然我們的身體需要更多營養來提升免疫系統的作用，而免疫系統工作時會消耗很多能量，更要注意額外的營養攝取，才能做好抗癌跟修復的功能。

尤其生病時期的營養非常重要，就像感冒要多休息才好得快是同樣道理。但是許多癌症患者會擔心吃得太營養補到癌細胞。其實，臺大腫瘤科的衛教早就推廣，除了西醫治療之外，患者也要多補充胺基酸、維他命D、魚油，或者是抗自由基、抗發炎、抗氧化物質，這些和中醫的調整體質（調整身體機能狀態）的概念很相似。

——臺中慈濟醫院中醫腫瘤科／莊佳穎醫師

案例一

劉女士（胰臟癌末期）

當初就醫求診情況

．選擇中止西醫治療，接受中醫治療。

六十六歲劉女士，因為嚴重食慾不振、腹痛、腹脹被診斷出胰臟癌，屬於腺癌。癌症分期屬三期，因為腫瘤已經侵犯到血管，外科醫師無法完全切除腫瘤，只做腸子繞道手術，將腸胃道繞過腫瘤，重新接上，讓她可以再進食。

術後劉女士接受二十八次放療，同時接受化學治療（gemcitabine），但施打幾次化學治療藥物後，她產生嚴重的噁心嘔吐、滴食難進、腹瀉、血球低下併發感染等副作用，讓本來就消瘦的劉女士，從化療前的四十五公斤，瘦到只有四十一公斤。劉女士覺得她再也無法接受化療，因此選擇中止西醫療程，接受中醫治療。

劉女士求診中醫當時十分消瘦、手腳冰冷、還有很嚴重的反胃感、時常嘔吐、腹瀉、腹脹、腹痛，很疲倦、很怕冷。她的舌頭紅、舌苔厚膩、左側關部脈緩、關後革脈。西醫師勸她繼續完成療程，表示腫瘤很可能會再擴大，但她表示自己很不舒服，也不想繼續治療腫瘤，只想讓自己舒服一點。

醫師治療情況及處方

・西醫治療方式

保守治療、追蹤觀察。

・中醫治療方式

診察劉女士，左側關部脈緩、關後革脈，屬於化療藥毒傷及脾陰胃陽，給予附子理中湯合吳茱萸湯加減。但她的舌頭紅、苔厚膩，顯示體內仍有溼熱邪氣、傷及陰液，因此也給予甘露消毒丹、葛芩連湯加減。

整體建議採用策略

・中醫治則

胰臟癌患者體內常見寒熱夾雜證型，有嚴重的脾陽虛、同時也有強烈的溼熱邪氣，並容易侵犯肝臟，造成肝轉移，引起黃疸，屬於傷寒論所說的太陰病累及厥陰病。治療上必須提昇脾陽肝陽，清除體內溼熱邪氣，因此常以溫中散寒、溫脾暖肝、清利溼熱、解毒的藥物治療，在以中醫單獨治療胰臟癌的狀況下，還必須考慮到對抗腫瘤瘤體的抗癌策略，給予消癥、化痰、化瘀的藥物，

胰臟癌由於發現診斷時瘤體通常都已經長得比較大，癌細胞侵犯到上腹部的神經叢，患者常有持續的上腹痛，而劉女士的腹痛症狀就十分明顯，因此除了西醫給予嗎啡類止痛藥物，中醫亦給予理氣活血止痛的藥物，如失笑散、元胡、香附、麥芽等藥物。

治療後最終結果

・治療過程的變化

患者接受中醫治療已經兩年，目前生活品質大致良好，可以正常進食、工作，但必須很注意飲食，若外食參加宴客、或者貪食導致過飽，就又常引起腹痛、嘔吐、腹瀉等狀況。這

段時間她仍然持續追蹤腫瘤，瘤體從原本停止西醫治療後的 5.8 cm 縮小為 5.1 cm，腫瘤指數 CA 19-9 從 129.14 也有微幅下降到 113.73 IU/mL。

・目前恢復情況

雖然腫瘤還是在體內，但沒有繼續長大，甚至有微幅縮小，她覺得能夠正常生活，沒有太大不舒服，就已經很滿足了。

病患居家保健或醫療計畫

劉女士腸胃症狀仍時常因為飲食不節而引起嚴重的不適，同時吃到性質偏涼的食物如筍子、火龍果，腹瀉腹痛就會變得更明顯，由於她的體質屬於嚴重的脾陽虛，每次回診總是經常提醒她，必須注意飲食的寒熱屬性，並維持六到七分飽、少量多餐的進食模式。

中醫師治療處方	中醫治則	處方作用
附子理中湯 吳茱萸湯	溫脾陽肝陽	提升身體免疫力對抗腫瘤。
甘露消毒丹 葛芩連	清利溼熱解毒	製造對腫瘤生長不利的體內環境、誘導腫瘤細胞凋亡。
失笑散 元胡 香附	理氣止痛	幫助控制腫瘤引起的併發症狀。

案例二

周女士（肝癌末期）

——京禾中醫　腫瘤照護特別門診／陳博聖醫師

當初就醫求診情況

- **選擇中止西醫治療，接受中醫治療。**

住在雲林古坑的周大姐罹患肝癌末期，本身患有糖尿病，第一次看診時，還必須由兒子和女婿攙扶進來。家人敘述因為在醫院治療肝癌至今，已經產生抗藥性，同時癌細胞擴散轉移至乳房和腰椎，目前嚴重疲倦和無法進食，同時睡眠品質差。醫院宣告她僅剩下二到三個月的生命，但因為女兒三個月後即將生產，為了等到女兒生產、完成看到孫子的心願，因此北上就診。我建議她先跟醫院主治醫師討論，是否先暫停抗癌藥，讓身體基本狀態好轉起來再討論肝癌後續治療。

醫師治療情況及處方

・西醫治療方式

肝動脈化療後出現轉移，之前做過十次放療。標靶藥蕾莎瓦二百毫克服用三到四個月已有抗藥性，藥物無效且出現嚴重腹瀉反應。

・中醫治療方式

診察周女士，左右脈皆沉微數，出現嚴重疲憊、胃口差和嚴重腹瀉一天六到八回等症狀，屬於標靶藥物傷及脾胃黏膜和腸胃功能，給予真武湯加黃耆加減。加上她的舌頭紅有頭暈、睡不好、貧血、淋巴球不足顯示體內造血功能差，傷及陰血，因此加上柴胡疏肝湯和滋陰養血藥方加減。

整體建議採用策略

根據蕾莎瓦藥物說明，雖然它是肝癌末期患者第一線標靶藥，根據臨床試驗的數據，它可以讓腫瘤長慢一點，延長患者兩到三個月的生命，但僅有不到五％的患者肝癌會縮小；也就是說，雖然大部分的末期肝癌病患抱著希望在吃藥，但其實有效性低且副作用也不小，腫瘤可能繼續擴散增大或是轉移。

患者副作用症狀嚴重，無法正常進食與行動，屬於癌末患者惡液質（cachexia），再加上使用肝癌標靶藥蕾莎瓦造成的嚴重腹瀉等副作用，因此建議考慮停用西藥，幫助腸胃功能恢復、止瀉和體力恢復是第一要件，待身體狀態恢復後再進行後續治療。

- **中醫治則**

扶正祛邪補氣為主、清熱解毒和滋陰養血為輔。

治療後最終結果

・治療過程的變化

周女士很配合，吃了兩週的藥就改善了疲憊、胃口差、頭暈等問題。再經過半個月的調理，短短不到兩週的時間，她已能自行坐高鐵來看診，整體情況大幅逆轉。看診時，她都是笑瞇瞇地描述著好轉的近況，連我都可以感受到她內心的那份喜悅，三到四個月後也順利抱到孫子，完成母女心願。後續持續進行中醫調理，生活品質改善一直到西醫接手再次治療。

・目前恢復情況

經過將近半年多穩定調理後，回西醫檢查，醫院發現既然有改善，已度過危險期，因此建議再做栓塞治療，所以安排後續栓塞治療和使用西醫藥物。在開始中醫治療八個月後，醫院電腦斷層檢查結果發現可接受電燒治療。

病患居家保健或醫療計畫

腸胃時常因為化療藥物和標靶藥而引起嚴重的不適，這也是晚期患者時常遭遇的問題。腸胃功能一直是中醫在意的重點，因為人的體質狀態，先天在於腎後天在於脾胃。由於周女士的體質屬於嚴重的脾陽虛，因此每次回診總是經常提醒她，必須注意飲食的寒熱屬性，即使吃不下，也要用少量多餐的方式補充營養。

中醫師治療處方	中醫治則	處方作用
真武湯 黃耆 β－葡聚醣 冬蟲菌絲體	扶正補氣 溫養脾胃	提升身體免疫力對抗腫瘤。 提升白血球數值。 改善癌因性疲憊感。
柴胡疏肝湯 靈芝多醣體 花椰菜萃取粉	清熱解毒	製造對腫瘤生長不利的體內環境、誘導腫瘤細胞凋亡。
醣胺聚醣 玄參	軟堅散結	改變腫瘤外基質訊號。 改變腫瘤微環境。
血府逐瘀湯 歸脾湯	活血化瘀 活血養血	幫助身體血液循環和造血功能。

後記

零傷害，中醫治療癌症新選擇

中醫治癌也是一個選擇

大眾普遍認為中醫不科學，這根深蒂固的觀念，是有待商確的，而我撰寫這本書的動機，就是想改變這個觀念。此外，我還發現一個比較弔詭的現象，癌症患者和家屬都很清楚西醫治療可能帶來副作用的痛苦，為何大家還是繼續選擇這樣的治療方式？假設中醫輔助治療沒有嚴重副作用，但為何民眾還是擔心選擇中醫來治療癌症，可能肝會受損、會有洗腎風險的顧慮？

大家都忽略了時代背景的不同，過去無證照的中醫、甚至是沒有醫師處方的祕方中藥等，和近幾年大家所遇到的中醫師已大不相同了，其背景的差異是，目前中醫師絕大多數都是正規醫學院教育訓練出來的專業醫療人員。

民眾仍停留在過去對中醫不夠科學的記憶中，卻忘記用更客觀的心態來評估適合自己的治療方式，就像大家都很清楚類固醇藥物的傷害，卻還是有很多人會經常使用。許多西藥也因為產生副作用或致癌的風險而下架，例如：二〇一八年十一月，印度藥廠降血壓原料藥 valsartan 降，遭歐盟驗出含有動物致癌性疑慮的成分，啟動全球下架行動；二〇一九年九月食藥署宣布：三十八款含致癌物胃藥全面下架；二〇二〇年十月有九批共兩百三十五萬顆降血糖藥含致癌物風險，也是遭到下架回收。舉這些案例並非要引起大家擔憂，而是希望引導大家思考，一般民眾沒有因為這些西藥研發以及臨床使用造成的大問題，而對西藥產生疑慮；但卻會因為少數中醫中藥的負面新聞，放大或加深對中醫的誤解。畢竟無論中藥或西藥，衛生單位都會竭盡所能替民眾把關，如果因為一竿子打翻一船人，實在有點可惜，對癌症患者來說，更是忽略了中醫更溫和安全的特性，少了一種能夠改善癌症治療成效的選擇。

許多醫院有中醫部門，但在重症及癌症治療上，西醫部門還是很難與醫院裡的中醫師無縫配合照顧病友，我待過的長庚醫院，這是最早創立中西醫結合病房的醫學中心也是如此。曾經在二〇二〇年臺北中醫師公會的「中醫結合現代免疫學治療癌症」課程講座當中，我提到無法讓大眾普遍認識中醫，或者無法讓西醫認知中醫的醫療價值，並不是西醫的誤解，而是我們中醫師自身的責任，因為我們無法提出能夠讓他們瞭解中醫論述治療理念和機轉的解析。如何將中醫補氣、化瘀、解毒和散結等等文辭轉化為醫學有所根據的學理，讓民眾不再困惑於陰陽氣血平衡，也讓腫瘤科醫師瞭解中醫治癌的邏輯和根據等等，那麼才有可能中西一起合作來幫助癌症患者，這也是為什麼我要寫這本書的初心，希望《零傷害，中醫治療癌症》能被瞭解，最後成為一種選擇，甚至能讓目前的主流醫學「腫瘤科」醫師認同中醫的醫療價值。

大醫精誠

我認為正規的中醫師，都有著「大醫精誠」的態度。大醫精誠是唐代孫思邈論述醫德的一篇文獻：

第一是精

要求醫者要有精湛的醫術，認為醫學道理是「至精至微之事」，學習醫術之人必須「博極醫源，精勤不倦」。因此，一位受癌友所託的醫師，必須精熟醫學原理，對醫理和醫療技術、中醫藥方或最新醫療用藥、生技營養、支持療法或生化科學檢查診斷等，都要以科學的邏輯性推導和依據為原則，不可含含糊糊套之以神祕或祕方。

第二是誠

要求醫者要有高尚的品德修養。因此，醫師要有誠心誠意、視病猶親的心態，誠懇又明確地讓患者知道每一個藥物或治療方法可能會面臨的問題，假設有任何風險或副作用，醫師都要明確公開不可有所隱瞞。

我不認為所有醫療都要用現在主流的西醫來主導才是正確的道路，有些患者或家屬會懼怕中醫治療的副作用，這都是過去負面消息所造成的恐懼，當然也不能否認，的確有一些來路不明的中草藥害了很多人。但以現代中醫來說，有遵循大醫精誠心態的醫者，不會枉顧癌友的用藥安全。我認為應該把治療放廣層面來看，運用中醫邏輯、醫學理論，但又可善用西醫方式或醫學檢測當療效評估工具。如此一來，無論選擇使用中藥、西藥、製劑或營養調理或心理輔導，統合整體介入治療，會比目前單純只以西醫治療為獨一選擇效果更好才是。尤其是遇到治療反應不佳或出現嚴重藥物副作用的患者來說，如何突破這個瓶頸才是癌症患者及家屬要認清思考的。

癌症治療是需要更多專業人員參與協同的醫療大工程，絕對不是單一使用針對性抗癌藥就能起到最佳的效果，若沒有回歸到人體的本質生理特性，很難在長期對抗中得到最後勝利。中醫的「全人醫療」概念也正是如此，從臨床案例切入，許多患者若有增加多元的輔助協同治療，會有更好的身體修復力和抗病力，這在我的門診經驗中體會特別深刻。因此，我特別期盼未來有多方面的醫療專業統合一起治療癌症，如果有這樣的醫療機構平臺，那麼癌症患者就不會因為病急胡亂投醫，或是僅僅只有一種醫療選擇權了。

以上總總觀念，都是我在門診常遇到的患者糾結心態，這導致他們在治療選擇上反反覆覆。因為沒有改變過去對中醫存有疑慮的成見，所以常見到很多癌症患者中途放棄中醫治療。為了不讓癌友對中醫治療失去信心，這就是我寫這本書的初衷，希望癌友能在客觀的條件下，審視中醫的價值，選擇中西醫合併抗癌的醫療方式。

中醫可以科學驗證

不只是亞洲，在許多歐美國家也面臨西醫無法全面解決慢性病或是癌症的瓶頸，在國際雜誌也都有廣泛討論提出中醫治療慢性病和癌症的相關研究，二〇一九美國《國家地理》雜誌一月首刊標題〈未來醫學〉（The future of Medicine），用了很長篇幅討論中醫藥〈古代中醫如何改變現代醫學：長期被西方科學所忽視的傳統中醫療法正在誕生尖端治療方案〉，明確指出中醫是現代醫學應深入發掘的「最大寶庫」，文末提到歐美頂尖大學包括加州大學洛杉磯分校，杜克大學和牛津大學，都在研究一些傳統療法，對癌症、糖尿病和帕金森氏病等疾病治療效果的科學依據。

為了讓中醫更被深度了解與接受，二〇二〇年我和其他中西醫師的合作計畫與國家級癌症研究員，共同於二〇二一年一月發表研究論文 Unlocking the Mystery of the Therapeutic Effects of Chinese Medicine on Cancer（中譯：解開中醫有效治癌的奧祕），內容是將中醫治療癌症的策略，如：扶正祛邪、清熱解毒等，依據近年的醫學和中藥研究所發表的論文為基礎，然後用科學的語言闡述說明傳統中醫治療癌症的實際機轉。通過國際專業醫藥期刊《前沿藥理學》（*Frontiers in Pharmacology*）的專業審核正式發表，這是臺灣近期中醫藥學術論文的里程碑，也能讓衛福部全民健康保險署「中醫癌症患者加強照護整合計畫」有所科研基礎支持。這篇論文代表了臨床上中醫確實能幫助癌友改善病況，同時中醫理論的治則、處方和中藥，有許多國際醫學最新研究證據證明。

我從事中醫治療十六年來的想法是，或許中醫目前稱不上是醫學主流的要角，但中醫是可以拿出實證來驗證效果的！

因此在從事中醫癌症治療多年後，除了常規的門診，也特別加開癌症特別門診，一方面繼續收集臨床案例，提出科學數據的療效證據，另一方面也和癌症領域專家探討中醫治療的理論。希望把艱深難懂的中醫學理，轉化翻譯成對應現代科學根據佐證的生理或病理機轉，同時寫成能夠和現代民眾溝通的語言。這幾年在執行這理念的過程當中得到許多癌友的支持，他們不僅願意將自己成功的案例分享出來，更是不辭麻煩地整理自己的檢查報告，或者是向醫院索取病歷報告提供給我們，作為在書寫案例的佐證資料；有些癌友甚至在我寫作過程中給予支持也時時鼓勵我，希望我儘快完成這本書。這一切我內心相當的感恩，因為有了他們的肯定認同，讓我確信這些醫療訊息有非常大的需求，而且是一個應該要發展的癌症照護方式。

在著作書寫的後半段，經由幾場癌症的醫學研討會交流，得到許多醫師的支持，其中臺中慈濟醫院中醫腫瘤科莊佳穎醫師，和臺中榮總傳統醫學科楊雅媜醫師，都在繁忙看診之餘，整理了關於不同階段癌症治療的中西合併治療案例。這些不同階段中西整合照護或中醫介入癌症治療的病例，讓這本書更加完整，畢竟一本書的書寫，我認為最好能擁有相同見解與有實際醫療執行經驗的醫師參與，不要只是由一位醫師提出一家之言。唯有參與的中醫師更多，認同的專家博士和臨床醫療人員更多，才能確認我們是走在正確的路途上，在癌症醫療上開創新的照護模式，禁得起考驗後才能造福更多癌症病友。

CARE 058

零傷害，中醫治療癌症：用現代免疫學解讀中醫治癌的智慧

作　　者—陳博聖
文字採訪—賴怡青
主　　編—陳信宏
責任編輯—王瓊苹
行銷企畫—吳美瑤
行銷合作—一方青出版國際有限公司
封面設計—Ancy Pi
內頁設計—張靜怡

編輯總監—蘇清霖
董 事 長—趙政岷
出 版 者—時報文化出版企業股份有限公司
一〇八〇一九臺北市和平西路三段二四〇號三樓
發行專線—（〇二）二三〇六—六八四二
讀者服務專線—〇八〇〇—二三一—七〇五
（〇二）二三〇四—七一〇三
讀者服務傳真—（〇二）二三〇四—六八五八
郵撥—一九三四四七二四時報文化出版公司
信箱—一〇八九九臺北華江橋郵局第九九號信箱
時報悅讀網—http://www.readingtimes.com.tw
電子郵件信箱—newlife@readingtimes.com.tw
時報出版愛讀者粉絲團—https://www.facebook.com/readingtimes.2
法律顧問—理律法律事務所　陳長文律師、李念祖律師
印　　刷—勁達印刷有限公司
初版一刷—二〇二一年四月九日
定　　價—新臺幣三八〇元

時報文化出版公司成立於一九七五年，
一九九九年股票上櫃公開發行，二〇〇八年脫離中時集團非屬旺中，
以「尊重智慧與創意的文化事業」為信念。

零傷害，中醫治療癌症：用現代免疫學解讀中醫治癌的智慧／陳博聖著. -- 初版. -- 臺北市：時報文化出版企業股份有限公司, 2021.04
224面；17×23公分. --（CARE；58）
ISBN 978-957-13-8828-1（平裝）

1. 中醫治療學　2. 癌症　3. 免疫學

413.37　　110004181

ISBN 978-957-13-8828-1
Printed in Taiwan